戦後最悪の法律が施行された!!

日本は農薬・放射能汚染で自滅する!?

上部一馬

コスモ21

カバーデザイン◆中村　聡

日本は農薬・放射能汚染で自滅する⁉……もくじ

第1章　日本はこのままでは衰退し滅亡する！

第2章　放射線が日本列島を汚染する

I　放射線に汚染された地下水が水道水に流入している

第3章　鉱物ミネラルの機能性に迫る

Ⅱ

腸内の悪玉菌殺菌作用で腸管を正常化

第4章　有害物質を除去する養生法のススメ

プロローグ　農薬・放射能汚染を日本の伝統食が防御する

◎このままでは日本は自滅する

米国ではガンによる死亡者数の増加がストップ、2000年代から毎年約3000人ずつ死亡者数が減少に転じだしている事実をご存じだろうか。最大の理由は、**慢性病大国として数十年悩んだ米国政府が、その原因を探し、国民の食生活を見直し、最大の原因となる肉と乳製品の摂取を控える国策を採った**からにほかならない。

いわゆる『マクガバンレポート』がそれだ。そして、最大の決め手となったのが、NCI（国立がん研究所）が中心となってガンにならないための食材を厳選した『デザイナーフーズ』を策定、この摂取を国民に広く呼びかけたのだ。

無論のこと、健康を害す要因となる防腐剤や保存料などの食品添加物を少なくし、農薬を廃したオーガニックフーズの摂取を奨励したことも大きい。今日、最大の問題となっている遺伝子組み換え作物、またはF1種（異なる親を交配させて生まれた新たな形質をもつ種子）の追放に母親たちが決起し、追放に乗り出したことも大きな要因とされる。

目を転じれば、国民の健康を守るべき日本の厚労省や農水省がこれまで行なってきた政策を見ると、国民の健康は二の次で、産業優先の姿勢が浮き彫りになってくるのだ。

たとえば、食品添加物や農薬の使用量を見てもＥＵ（欧州連合）やアメリカと比べるとその数量は突出しているのだ。そのことは本文をお読みになっていただきたいが、あまりにも欧米諸国とかけ離れていることが一目瞭然なのだ。

モリ・カケ騒動のどさくさに紛れ、日本政府が昨年（２０１７年）、決議した施策は、〝日本自滅３カ条〟とも呼べる酷いものだ。

その**３カ条とは、同年４月に議決した〝種子法の廃止〟と、同12月25日の〝グリホサートの食品残留基準値最大４００倍の規制緩和〟と〝ネオニコチノイド系農薬スルホキサフロルの解禁〟**である。

まず、種子法の廃止とは、これまで地方自治体で環境、伝統に合わせ育成、保持し

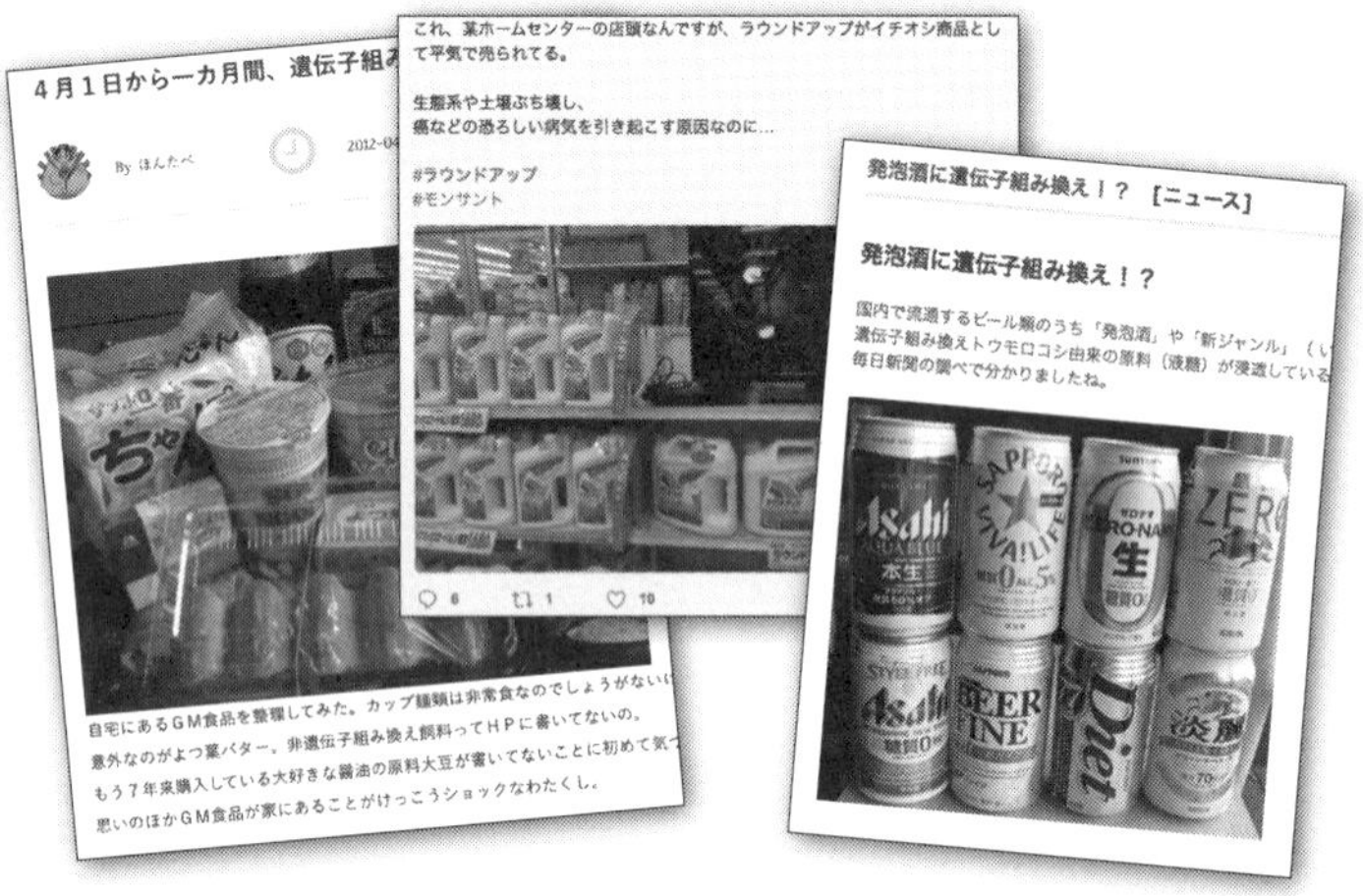
4月1日から一カ月間、遺伝子組み
By ほんたべ
2012-04
自宅にあるＧＭ食品を整理してみた。カップ麺類は非常食なのでしょうがない
意外なのがよつ葉バター。非遺伝子組み換え飼料ってＨＰに書いてないの。
もう７年来購入している大好きな醤油の原料大豆が書いてないことに初めて気
思いのほかＧＭ食品が家にあることがけっこうショックなわたくし。
これ、某ホームセンターの店頭なんですが、ラウンドアップがイチオシ商品として平気で売られてる。
生態系や土壌ぶち壊し、
癌などの恐ろしい病気を引き起こす原因なのに…
#ラウンドアップ
#モンサント
発泡酒に遺伝子組み換え！？ [ニュース]
発泡酒に遺伝子組み換え！？
国内で流通するビール類のうち「発泡酒」や「新ジャンル」（
遺伝子組み換えトウモロコシ由来の原料（液糖）が浸透している
毎日新聞の調べで分かりましたね。

ネット上には、遺伝子組み換え商品や食品、ラウンドアップなどに対して警鐘を鳴らすサイトが溢れている

てきた米、小麦、大豆などの種子作りを止め、民間企業に門戸を広げる名目で、政府自ら、この法律を廃棄したことだ。

早い話、**遺伝子組み換え（GM）農産物とF1種を、世界最大手、巨大バイオ企業であるモンサント社らに門戸を開放し、遺伝子組み換え種子栽培を奨励する計画**だ。

現在、モンサント社の日本国内での寡占が進み、種子の９割はＦ１種とされる。これは１代限りの種子なのだ。

これでは、農家は毎年Ｆ１種の購入を強制されることになる。

インドでは、政府によって遺伝子組み換え綿花栽培が奨励され、農家は毎年種子と除草剤、そして化学肥料の購入を義務づけ

られ、25万人以上の農家が借金返済で困窮、自殺者も後を絶たないという。「食」は国民の命にも直結する。遺伝子組み換え種子に限定し、これに頼るのは、あまりにも早計ではないか。さらにTPPが実行されれば、遺伝子組み換え作物の表示をしなくても良いことになる。

◎世界で一番、遺伝子組み換え作物を食べているのは我々日本人だ！

GM作物の餌を200匹のマウスに2年間食べさせたところ、50%から80%に巨大な腫瘍ができたのだ。当然、寿命も著しく縮まった。

このGM作物を世界一食べているのが、我々日本人なのをご存じだろうか。大豆、ジャガイモ、小麦、菜種などはGM作物がほとんどだ。敏感な方は、味がオカシイことに気づくはずだ。これを原料にした加工食品には、5%まで遺伝子組み換え作物が入っても〝非遺伝子組み換え食品〟と表示できるのだ。

さらに**GM種子&F1種とセット販売される除草剤『ラウンドアップ』の食品残留基準値が最大400倍まで規制緩和はもっと酷い。**詳細は本文でお読みいただきたいのだが、この除草剤を開発したのは前出のモンサント社で、その主要な有効成分はグリホサート、このグリホサートの基準値が４００倍も規制緩和されたのだ。ラウンドアップにはさらに、強力な除草剤「ジカンバ」という劇薬も混入されている。日本での製造販売元は、モンサント社から販売権の譲渡を受けた日産化学。商品名は、『ラウンドアップマックスロード』だ。

こうした除草剤を大量散布し、耕作地周辺の住民が健康を損なったことから、欧米をはじめ、世界50カ国以上で反対運動が起こっている。世界保健機関（ＷＨＯ）の専門組織、国際がん研究機関（本部フランス・リヨン、ＩＡＲＣ）も、「米モンサント社が開発した除草剤の有効成分グリホサートには発ガン性の恐れがある」とする報告書を公表している（日経新聞２０１５年３月24日付）。

なぜ**日本政府は、遺伝子組み換え作物を世界一輸入するだけでなく、世界中から危険視されているグリホサートの食品残留基準を、最大４００倍も規制緩和するのか。**

２０１８年になって、前年12月解禁されたネオニコチノイド系農薬、スルホキサフロルは、農業家や市民団体から反対意見が寄せられ、幸い、解禁は２年間延期されたが……。

◎800メートル地下で核燃料と地下水が接触、核反応が起きている!?

私たち日本人の生存を脅かすという点では、福島第一原発から流出する汚染水も見逃せない。専門家が指摘するところでは、すでに核燃料が800メートル地下で地下水と接触、核反応を起こしているというのだ。**ここで発生したストロンチウムが地下水を汚染し、関東圏だけでなく、東北圏周辺にも逆流しているという。**その2015年秋あたりから原発周辺海域で謎の白い霧が発生していることが確認されている。

これを危険視した某大学院の医師が2年間、患者を分析したところ、「2人に1人がストロンチウム汚染を引き起こしている」というのだ。

この情報が正しければ、**今後、白血病や突然死、糖尿病、骨粗しょう症などが多発し、著しく健康を害し、短命になる人が増える**可能性が高い。現にチェルノブイリ周辺国では、原発事故後、明らかに寿命が低下したというデータが公表されているのだ。

さらに、環境省は福島原発で汚染された除染土を中間管理貯蔵庫に5年以上かけて、集積していたが、2018年6月、この除染土を全国に搬送、道路や公園、農地などに転用することを決定した。

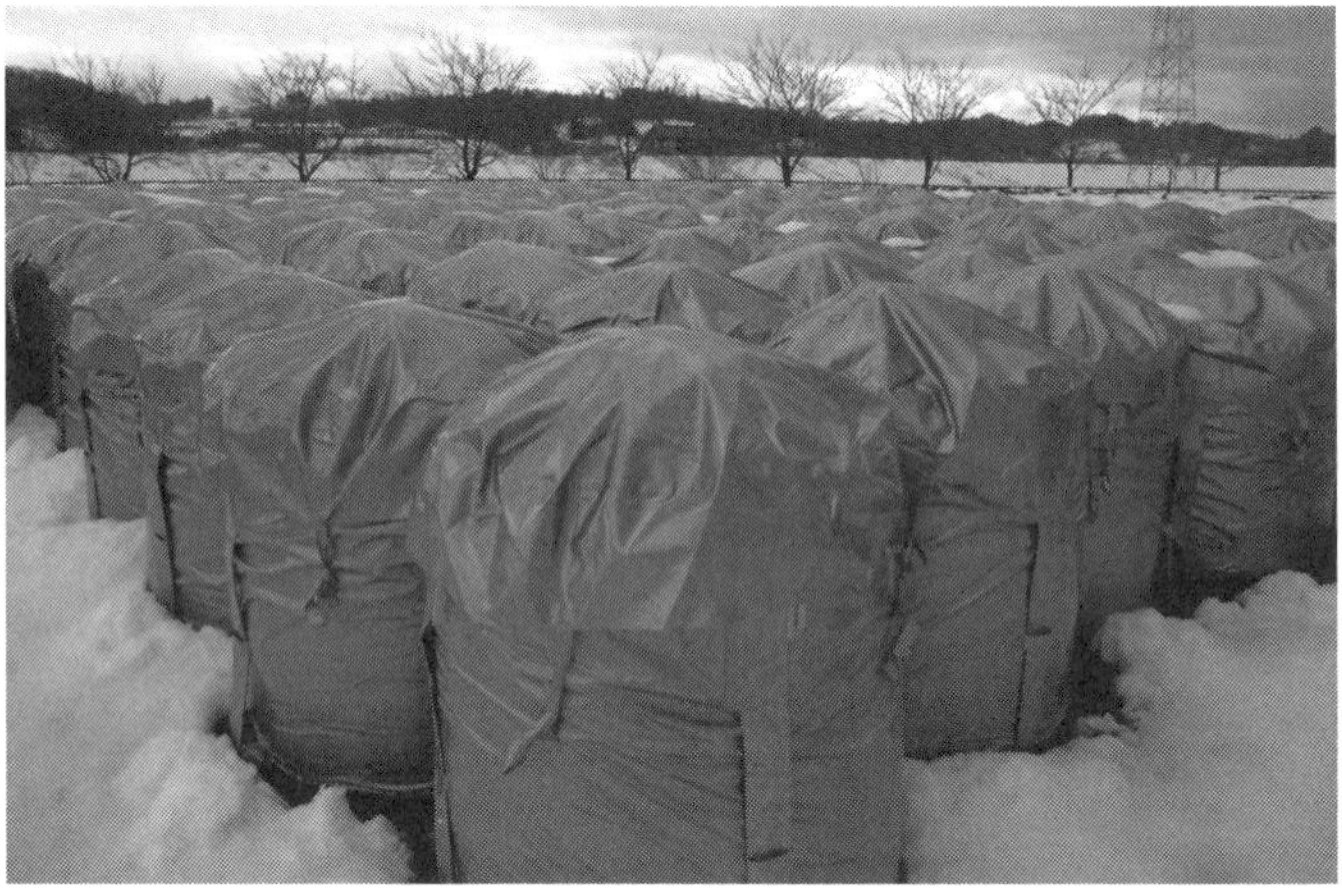

環境省は中間貯蔵庫に除染土を集積、それを全国に攪拌を進めている（写真・Wikipediaより）

これでは、何のために国民の税金を使い、除染土を集積していたのか、まったく意味不明だ。

この除染土は、1キロ当たり軽く8000ベクレルを超え、全体で10万から40万ベクレル以上になるかもしれない。50センチ以上地下に埋めるので安全だというが、この作業が完全に履行される保証はない。また、地震や津波によって、いつ除染土がむき出しになるかもしれないのだ。

除染土の量は2200万平方メートル、東京ドーム18杯分に相当するらしい。これで日本の国土は、放射能汚染漬けが完成するのではないだろうか。

現在、日本人の2人の内1人がガンにか

かる時代となった。**前出の日本が自滅する恐れがある3カ条に加えて、この〝除染土拡散〟が実行されれば、ガンにかかるのは2人に1人ではなく、3人に2人となる時代が訪れる**のではないだろうか。

食品添加物や遺伝子組み換え食品、農薬汚染の脅威から身を守るには、この食品を購入しない、食べないというライフスタイルが求められる。このほか、**体内デトックス（解毒）で化学物質を吸着、排泄する食養生の確立が必須**になってきた。また、**放射線の体内被曝から身を護るには、日本伝統の味噌、醤油、漬け物などの発酵食品を摂る**のがいい。

昭和20年8月、長崎の爆心地から1・4キロ離れた聖フランシスコ病院に勤めていた秋月辰一郎医師らは、廃墟として残った病院の中で、焼け出された患者を救出、治療に専心していた。そこで、秋月医師は叫んだ。

「濃い味噌汁を毎日食べるんだ。砂糖は絶対いかんぞ！　砂糖は血液を破壊するぞ！からい濃い味噌汁を毎日食べるんだ。玄米飯に塩をつけて握るんだ。砂糖は絶対いかんぞ！」

医師・看護師らはこれを護り、原爆症を発症したスタッフは一人もいなかったというのだ。濃い味噌汁や塩で握った玄米が効いたわけだ。

チェルノブイリ原発事故では、この秋月医師の教訓が生かされ、放射能汚染の危険性がある旧ソ連や欧州には大量の味噌が輸出された。

本書では、**すでに日本人の体内に蓄積が進む化学物質を排泄できる伝統の食養生と、化学物質の吸着と排泄にとくに優れている鉱物ミネラル療法、断食療法なども紹介した。**

それらは筆者が30年近い歳月をかけ、健康医療業界で取材を重ねることで判明したものばかりである。もはや、自分の健康は自分で護らねばならない時代がやって来た。

それにもかかわらず、マスコミは真実を伝えないばかりか、権力者、大企業の顔色を窺い、広告媒体化しているのが現状だ。こんなことは他の先進国では考えられない。新聞・テレビの情報は国民の敵なのだ。今こそ本当の情報を共有し、何が真実かを探り、戦後最大の危機を乗り越えねばならない。

上部一馬

2018年7月

梅雨空に咲く蛍ブクロに想いを寄せて

第1章　日本はこのままでは衰退し滅亡する！

I 〝日本自滅3カ条〟の怖ろしさ!

●農薬や食品添加物の摂取量は年間10キログラム前後にもなる

農薬や食品添加物、遺伝子組み換え食品が健康を脅かすことが明らかになってきた。

農薬と食品添加物は、年間合算すると一人当たり8キログラムから10キログラム摂取されているといわれる。コンビニ食品中心の食生活をしている独身男性では10キログラムから15キログラムとの説もある。

OECDの調査では、農薬の使用料は日本と韓国が世界1位と2位であることが判明している。**農薬だけでなく、日本は医薬品や食品添加物、そして合成洗剤の使用量もいつのまにか世界一**となって久しい。その利用量は、世界の人口の2%の日本が、世界全体の10%も占有しているのだ。

薬や農薬、食品添加物はそのほとんどが石油系由来の原料から製造されている。こ

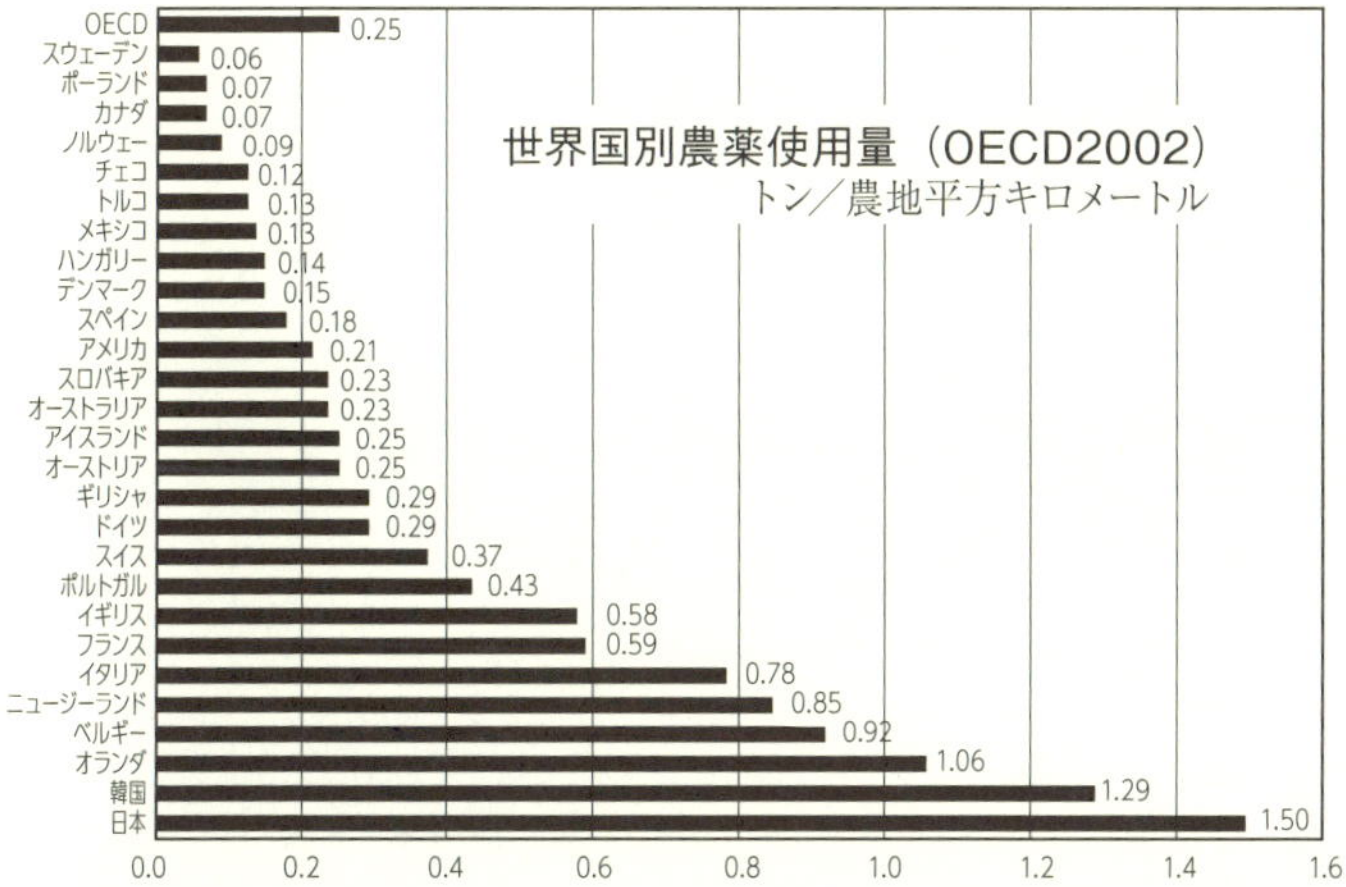

日本の農薬使用量は、ネオニコチノイド及びラウンドアップなど世界で1位

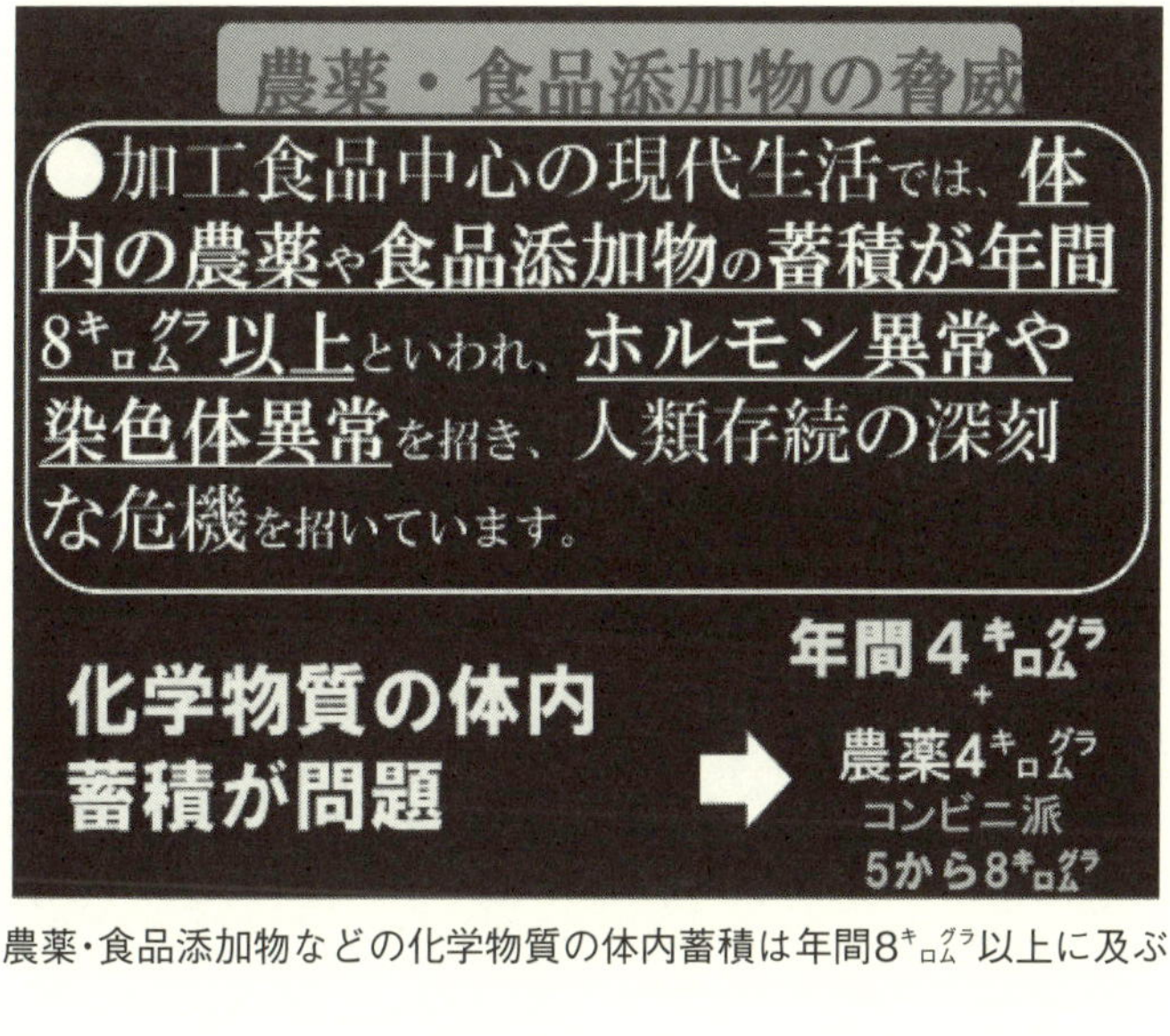

農薬・食品添加物などの化学物質の体内蓄積は年間8キログラム以上に及ぶ

れを長期間使っていて健康にいいはずがない。日本はなぜ、このような国になってしまったのか。環境汚染や健康問題に厳しい欧州連合（ＥＵ）諸国とは実に対称的だ。

ご記憶だろうか。２００４年、スマトラ沖でマグニチュード９クラスの巨大地震が発生、22万人もの島民が亡くなった。未だにこの大地震からの復興は途上にあり、インドネシア政府の頭痛の種となっている。

実は、このとき、日本人観光客も被害に遭っていた。現地から聞こえて来たのは、「日本人の遺体だけが腐乱していなかった」という話だ。食品添加物の防腐作用で遺体が腐ることはなく、ミイラ化していたわけだ。

都会では、一人暮らしの高齢者が人知れず亡くなって、孤独死で発見されるケースが多発している。この場合も遺体は腐乱しておらず、ミイラ化した状態で発見されるケースが少なくないのだ。これは葬儀屋からの逸話だ。

こうしたことはすぐ忘れ去られるかもしれないが、**近年増加中のガンやうつ病、多動性障害、パーキンソン病、筋硬化症などの神経伝達系障害に、食品添加物や農薬が大きく関係している疑いが濃厚**なのだ。

日本国内で認可されている食品添加物の数は１５００種類ほどで、米国の１１４８

種類、ＥＵ諸国の３８６種類に比べ、圧倒的に多い。ＷＨＯが禁止している発ガン物質が含まれる食品添加物が、大手食品メーカーを中心に使われているのだ。

たとえば、甘味料としていちばん多く使われ、コンビニ弁当やカップ麺、インスタントラーメンなどに配合されるカラメル色素は、石油系原料で作られた発ガン物質だ。

言わずと知れた赤色○号、黄色○号、青色○号といった着色料は石油系のタール色素が原料で、発ガン物質だ。たとえばコンビニで売られる『ジャンクフード』にはほとんど含有されているし、福神漬け、紅ショウガ、タクアン、チョコレート、駄菓子類などにも含まれている。

●〝人工甘味料トリオ〟は血糖上昇、うつ病、腎機能低下、脳卒中を招く

人工甘味料トリオの『アスパルテーム』『スクラロース』『アセスルファム』は、砂糖の２００倍から６００倍もの甘さがあり、低カロリーなのでダイエット飲料として使われる。しかし、ハーバード大やテキサス大などの研究ではガンや白血病、腎障害、肝機能障害を招くことが報告されている。

２０１４年の科学雑誌『ネイチャー』では、人工甘味料は腸内細菌叢を破壊、血糖値上昇をもたらすほか、うつ病や腎機能低下、脳卒中、心筋梗塞発症のリスクを高めることが指摘された。

近年開発された人工甘味料『ネオテーム』と『アドバンテーム』は、何と砂糖の７０００倍から４万８０００倍もの甘さがある。週刊新潮６月７日号（２０１８年）に記載されたベストセラー『食品の裏側』の著者、安部司氏インタビューによれば、**「この〝人工甘味料トリオ〟及び〝最凶甘味料〟『ネオテーム』『アドバンテーム』は、ジュースやゼリー、カップ麺、糖質を謳ったハム、ベーコンなど、かなりの食品に砂糖の代替として使われ、カロリーゼロなのにダイエットになるどころか、摂り過ぎると肥満や糖尿病を招く」**というのだ。

〝ヘルシー〟〝減塩〟〝カロリーゼロ〟など健康に良さそうな謳い文句が並ぶが、実は腸内細菌叢を破壊し、血糖値を高め、腎機能を損なう危険性があるわけだ。

さらにほとんどの加工食品に含有される『タンパク加水分解物』『酵母エキス』『アミノ酸／グルタミン酸ソーダ』は〝味覚障害トリオ〟と称され、なかでもタンパク加水分解物は、生成過程で発ガン性物質が発生することがわかっている。

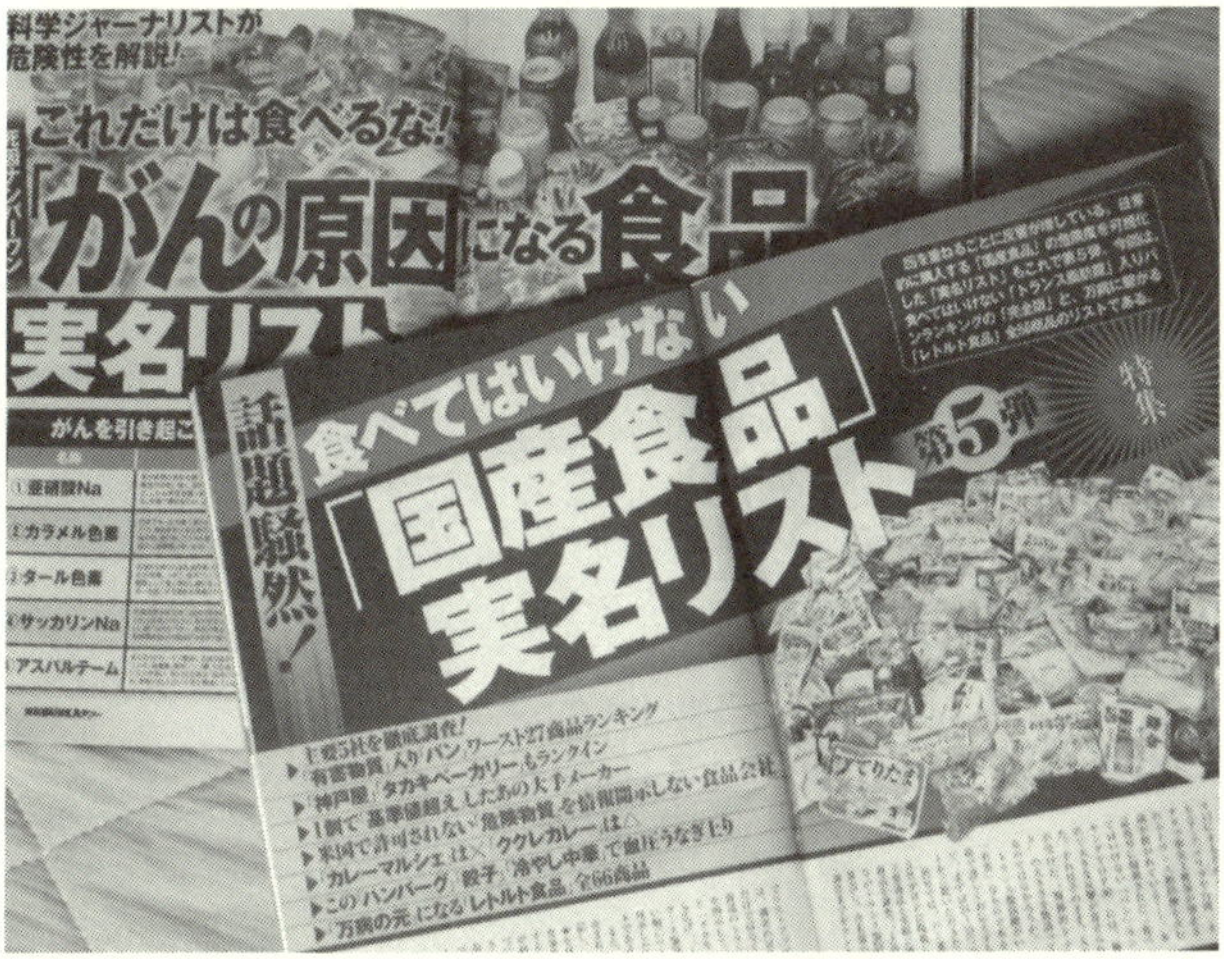

各週刊誌では、「食べてはいけない『国産食品実名リスト』を公開

発ガンをもたらす食品添加物

●発色剤「亜硝酸Na」…発ガン物質・ニトロソミン類に変化
スーパーの明太子、たらこ(鮭、梅、昆布のおにぎりはOK)
コンビニ(ハムサンド、ハムカツ、ウインナーソーセージ、ハム、ベーコン、サラミ)
※コンビニ弁当には、20種類以上の添加物が含有
●カラメル色素…最も多く使われる着色料
コンビニ弁当、パスタ、焼きそば、飲料、カップ麺、インスタントラーメン、生ラーメン、即席お吸い物、わかめスープ、カレールー、レトルトカレー、ソース、プリン
●三大甘味料
アスパルテーム…砂糖の200倍前後の甘さ(ガンや脳腫瘍、白血病、リンパ腫の可能性)
スクラロース…砂糖の600倍の甘さ(PCB・ダイオキシンと同じ有機塩素系化合物)
アセスルファム…砂糖の200倍の甘さ(体内を循環、腎臓・肝臓の障害)
※3種ともカロリーオフ飲料(清涼飲料水)
●臭素酸カリウム…パン生地改良剤(WHOが発ガン物質に指定)
山崎製パンの「ランチパック」「国産小麦食パン」「サンロイヤル ファインアローマ」
●タール色素「赤色2・3・40・102・104・105・106、青色1・2・3号他」…分解されず色落ちしない。石油由来の化合合成物質。発ガン性、胎児に障害をもたらす毒性の疑い
福神漬け、紅ショウガ、柴漬け、たくあん、菓子パン、チョコレート、飴、つまみ、清涼飲料水
●防カビ剤…OPP、OPP-Na、TBZ(昆虫や細菌を殺し、雑草を枯らす強い毒性)
輸入レモン、オレンジ、グレープフルーツ、スィーティ
●次亜塩素酸ナトリウム(カビキラー、ハイターの主成分)
輸入エビ、イカ、ムール貝、メンマ(中国)、コンビニ・スーパーのカット野菜・野菜サラダ
●亜硫酸塩(酸化防止剤・漂白剤)輸入ワイン、甘納豆、コンビニドライフルーツ、漂白剤

カタカナ文字の添加物は避けるのが賢明だ(著者作成)

週刊新潮が、これらを使うメーカーに糺《ただ》したところ、「いずれも食品衛生法に適合したものを使用しており、安全性の問題はない」との回答だった。

もう一つはパン。山○製パンには、発ガン物質であるためWHOが禁止している『臭素酸カリウム』がいまだに使われている。若手女性アイドルが登場する『○ンチパック』のCM、歌舞伎役者の娘で著名な女優が登場する『○ァインアローマ　○ンロイヤル』のCMなどで売り上げはトップクラスだ。

ハムやソーセージ、蒲鉾などの練り製品に配合される『亜硝酸Na』『ソルビン酸』『リン酸塩』もペケ！　食品安全委員会が行なった添加物評価書には、亜硝酸塩単独で染色体異常が増加し、さらにソルビン酸と亜硝酸Naを同時に与えると、染色体異常がより一層増加すると指摘されているという。

驚くのは、医薬部外品や清涼飲料水に配合される安息香酸も、神経障害や発ガン性が疑われていることだ。また、スーパーやデパートで販売される輸入魚貝類やカット野菜、野菜サラダに殺菌剤として使われる『次亜塩素酸ナトリウム』は、カビキラーやハイターなどの主原料であるということだ。

食品の防腐作用のために開発された食品添加物が、ガンや糖尿病、白血病、腎・肝臓機能障害を招く元凶だったのだ。だから、食品を購入する前には必ず裏側をチェックし、カタカナの化学物質が表示されない食品を極力選択する必要があるわけだ。

ここまで書いてくると聞こえるのは、「それでは何も食べられない！」との消費者の声だ。そう言った態度に大手メーカーは増長する。ここは不買運動を起こし、欧米諸国が実践したように追放するしかないのだ。2人に1人がガンに罹《かか》る現状を忘れてはならない。

●消費期限切れのコンビニ弁当を食べた母豚のお産で死産相次ぐ！

脅かすわけではないが、04年3月19日付西日本新聞の朝刊に載った記事は衝撃的だ。この2年前、養豚農家で〝ある事件〟が起きたというのだ。

農場主が経費を浮かせるため、賞味期限切れのコンビニ弁当とオニギリを回収業者から斡旋してもらい、**1日3食3キログラムを与えたところ、母豚のお産で死産が相次いだ。やっと生まれたと思ったら、奇形だったり、虚弱体質だったり、すぐ死んでしまったりした**というのだ。

「餌だ！」と気づいた農場主が元の穀物などの餌に戻すと、徐々にお産は正常になったが、25頭の母豚が被害にあい、250頭生まれる予定の子豚をフイにしてしまった。

母豚が食べたのは、賞味期限切れとはいえ、腐っているわけではなく、「ちょっとつまもうか」と農場主が思ったほどの品だったという。

「予兆はあった」。コンビニの餌を与えたところ、母豚が太りだしたので餌を減らしたが間に合わなかった。

福岡県栄養士会長で中村学園短大の城田知子教授によれば「人間で言えば、3食すべてをコンビニ弁当にしたのと同じこと。それでは栄養バランスが崩れてしまう」という。

豚の身体の構造は人間に近いと言われる。コンビニ弁当の特徴は、高脂質で濃いめの味付け、少ない野菜。そして、膨大な量の食品添加物が入っている。駅弁もそうだ。筆者は、駅弁を食べると即、腹の具合がおかしくなる。こんなコンビニ弁当を3食、食べたのでは、豚でなくとも参ってしまうのではないか。

同新聞では、コンビニ名を書くとパニックになる怖れがあるとし、明らかにしなかったが、おそらく全国どこにでもある有名コンビニエンスストアなのだろう。

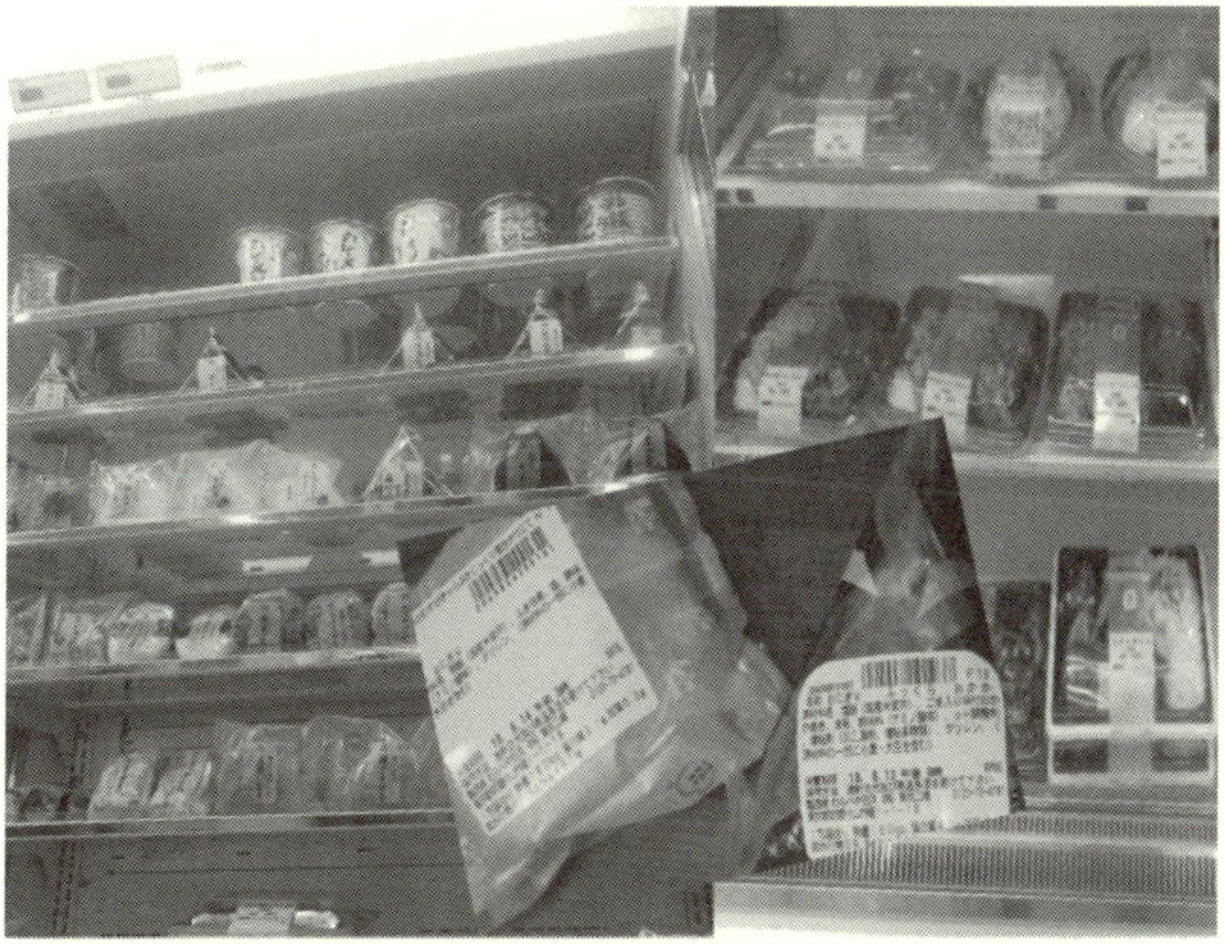

コンビニの売れ筋、オニギリと弁当は添加物のオンパレード

当時、全国1万店舗を有する大手セブン・イレブンでの年間利用者はのべ36億人で、オニギリは9億個前後販売したことがわかっている。

2017年11月で、店舗数は約1万9900ほどに拡大。当然ながら、売り上げトップのコンビニ弁当とオニギリは、その倍近くは売られているはず。

筆者が住むポンコツオンボロ・マンションの500メートル界隈でも、セブン・イレブンが2軒、サンクスとローソンが1軒ずつ競っている。各社全店でいったいどれくらいのコンビニ弁当&オニギリが売れているだろうか。まさに〝コンビニ天国〟。

ちなみに**日本の奇形児出産は2・31%で**

世界一だ。日本心臓財団の調査では、土壌汚染と大気汚染、食品汚染が常態化した中国では、年間100万人の奇形児が生まれているとのことだ。日本の新成人の数が100万人。この数と同等の奇形児が毎年、中国で生まれているわけだ。

30代、40代の女性で乳ガンを発症する7割から8割が朝食でパンを食べているとの調査報告もある。また、スパゲティ、パスタ、ハム、ハンバーグなどの〝カタカナ食〟を多く食べ、高脂肪高タンパクの〝マヨケソ〟調味料も頻繁に使う。

とくにこれから結婚、子どもの出産を控えている若い女性は、極力、コンビニ食品やスーパーの加工食品は避け、手作り食品を食べる習慣化が必要だ。**筆者が知る女性療術師は、酵素玄米を1週間分炊き、惣菜と味噌汁は3日分作り置きし、冷蔵庫で保管。食べるとき、飽きないよう2、3品目の食材を追加して家族全員で食べている。**もちろん、食材はみな手作りだが、多忙ななかでも時間の持ち方が巧みだ。

ところが、子どもたちの間ではコンビニ弁当を持たないと、「コンビニ弁当も買えないの!」といじめの対象になってしまうそうだ。折角、母親が手作り弁当を与えても子どもは、小遣いでコンビニ弁当を買って食べるのが常態化してしまっているのだ。

学級崩壊の原因となっている多動性障害は、コンビニ食品の食品添加物や、農産物に含まれる農薬によって引き起こされることを知らねばならない。

●ネオニコ系農薬が脳神経を破壊、神経伝達障害を拡散させる！

日本で使用される農薬は、過去10年ほど前から有機リン系農薬からネオニコチノイド系（以下ネオニコ系）農薬に完全シフトした。全国の農家は、ほとんどこの農薬を農協から購入する図式が完成している。

ネオニコとは、化学構造式がニコチンに似ていることから新しい（ネオ）ニコチンという意味だ。このネオニコ系農薬が世界を支配することで、北半球から4分の1のミツバチが消えるという怪事件が勃発した。

この怪事件の元凶がネオニコ系農薬であることを世界の研究機関が摑んだ。**ネオニコ系農薬の使用で、米国では2017年の1年間で44％ものミツバチが消えた**ことがわかったのだ。

ミツバチが死滅すれば、林檎、梨、スイカ、メロン、ナス、キュウリなどミツバチの虫媒作用で受粉する野菜や果物が大きな打撃を受ける。

過去10年間で3倍に増加したネオニコチノイド系農薬7種類の国内出荷量の推移（有効成分、t）　環境ホルモン・ダイオキシン対策国民会議

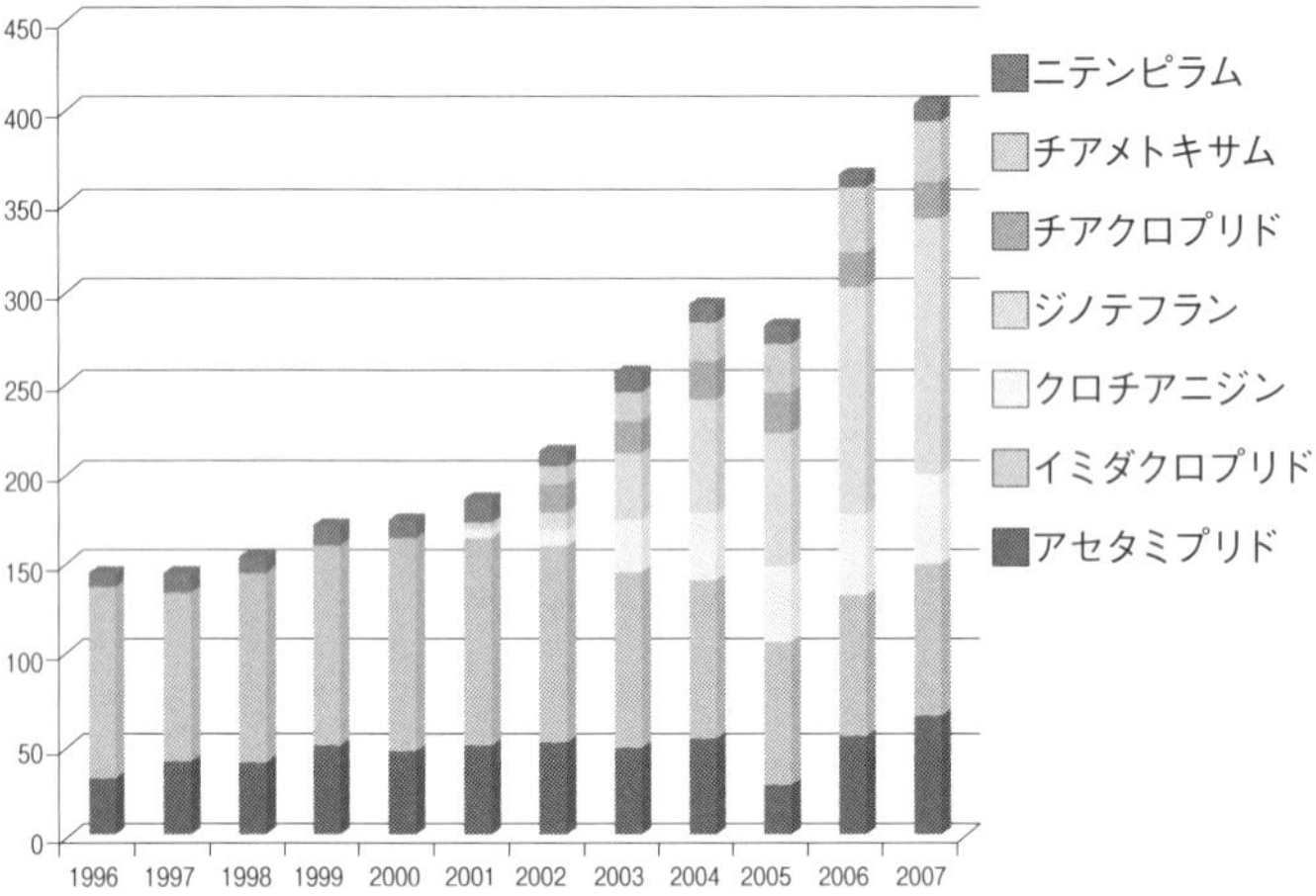

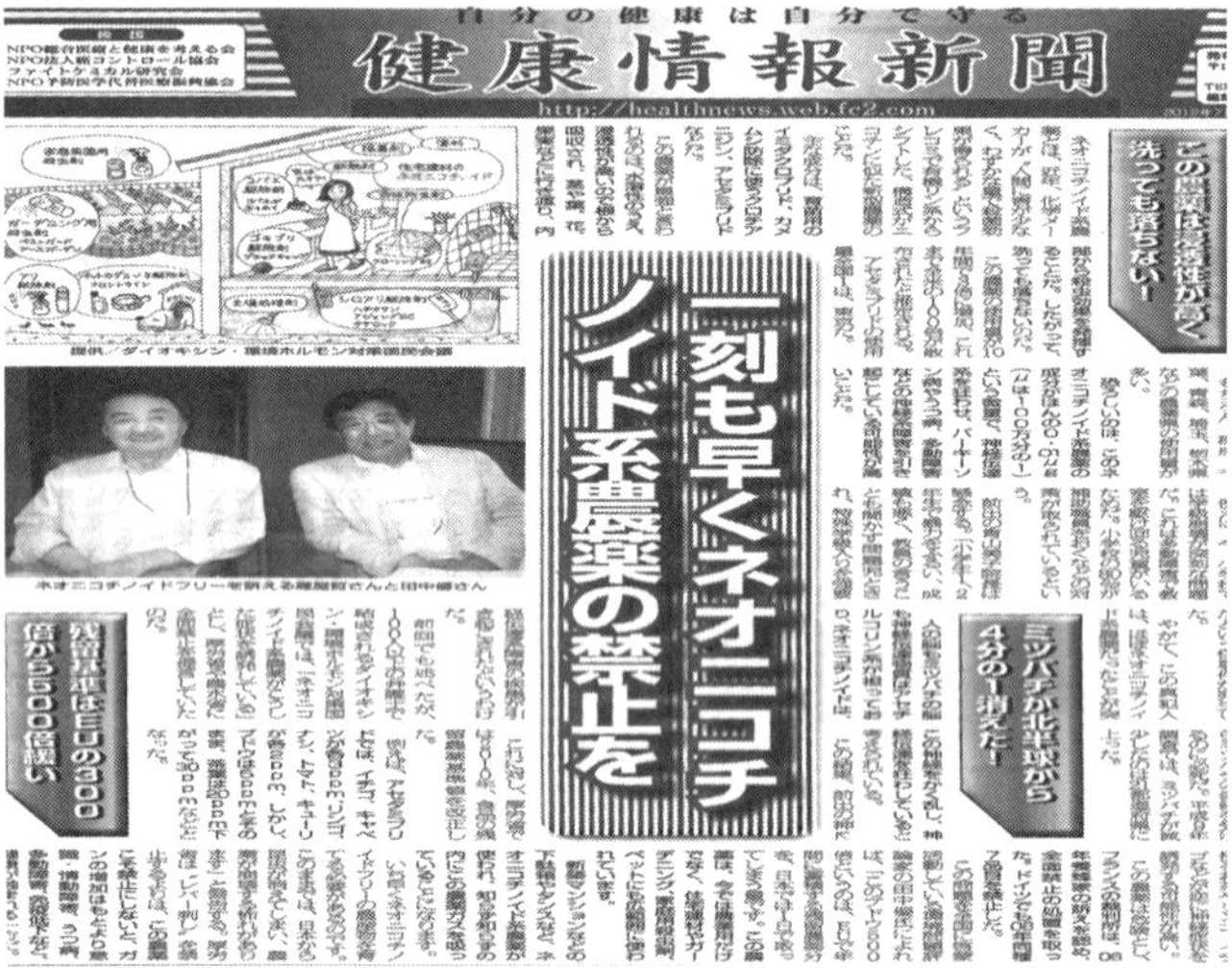

自分の健康は自分で守る

健康情報新聞

http://healthnews.web.fc2.com

この農薬は浸透性が高く洗っても落ちない！

一刻も早くネオニコチノイド系農薬の禁止を

ミツバチが北半球から4分の1消えた！

残留基準はEUの300倍から5000倍緩い

ネオニコ系農薬を撤廃しないとこの国は病人だらけになる!!

稀代の天才物理学者アインシュタインは、**「地球上からミツバチが死滅すれば、人類は４年あまりの命だろう」**と警告している。これは日本でも同様だ。10年ほど前、全国でミツバチが激減した。ネオニコ系農薬の散布を推進した農協が養蜂家からミツバチを分けて貰うという、破廉恥な醜態を曝した。

死滅、激減したのはミツバチだけではない。小鳥の餌となる小動物までも激減した。たとえば、かつて田園地帯を飛び交っていたツバメなどが民家の多い街中に居を移し始めたと、長崎郊外の養蜂家が報告している。

異変はこれだけではない。現在、問題となっている学級崩壊の要因となっている多動性障害児、引きこもり、うつ病の増加だけでなく、記憶障害や認知症、パーキンソン病などの神経伝達系障害の多発にも関係していることが明確になってきているのだ。

次頁の図は、自閉症、広汎性発達障害の有病率とＯＥＣＤの農地単位面積当たりの農薬使用量を国際比較したもの。直接因果関係を示すものではないが、農薬使用量の多い上位４カ国（韓国、日本、英国、アメリカ）と自閉症、広汎性発達障害の有病率が高い上位４カ国が一致していることは無視できないであろう。

農家が多い前橋で開業する青山小児科医院の青山医師は、数年前、日本総合医学会

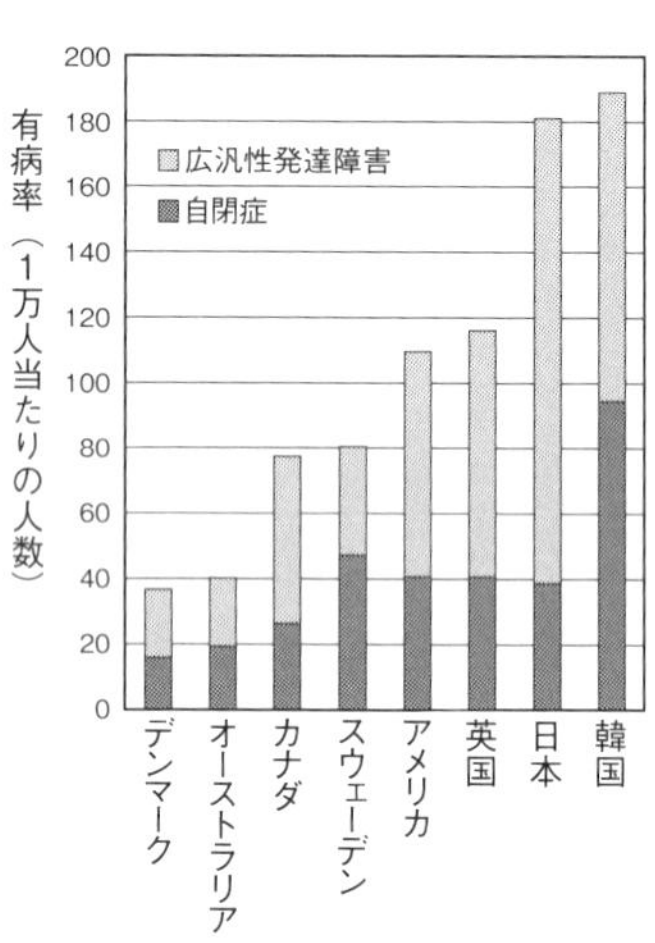

自閉症、広汎性発達障害の有病率
(Elsabbagh, et al. 2012,Autisum Res)

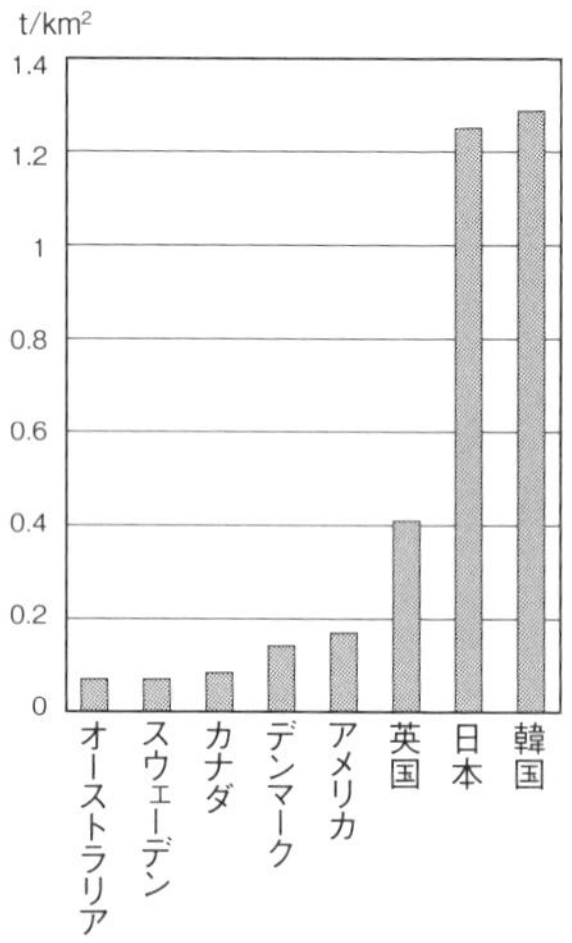

単位面積当たりの農薬使用量
(OECD 2008)

www.joaa.net/Library/201503mitsubachi.pdf より

で次のことに警鐘を鳴らした。

「8月から6カ月間、記憶障害や動悸、頭痛、震え、めまいなどを訴える1111人を診療したところ、その半分ほどがお茶や果実類などのペットボトル飲料を多量に摂取していました。ところが、その摂取を1カ月ほど止めさせただけで、こうした症状が治まったのです」

さらに

「小学校低学年で特殊学級入りした子どもが前橋から転出し、オーガニック野菜や果物に切り替えたところ、高学年になって学年1位になった子どももいます。これは氷山の一角なのです」

と訴え、一刻も早くネオニコ系農薬は全

面禁止にすべきだと、共同研究した東京女子医大の平久美子医師とともに警告した。

結論を先に言えば、ｐｐｍとは百万単位の濃度を表すのだが、このネオニコ系農薬は、ｐｐｍを超えｐｐｂレベル（十億分率）という、きわめて微量でも脳神経を破壊する劇薬なのだ。たとえるとプールいっぱいの水にほんの1滴ほどで脳神経を破壊するほど最悪、最凶の農薬なのだ。だから、ほんの微量でもミツバチの脳神経が破壊され、帰巣できず絶命したのだ。

しかも、ネオニコ系農薬は散布回数も少なくてすむことから、厚労省と農水省は「減農薬栽培」「特別栽培」に適していると謳うことを奨励しているのだ。こうなれば、消費者は減農薬に惹かれ、購入する。農家は減農薬を謳えるので喜んでこれを使用する。しかし、勘違いしてはイケナイ。この**農薬は毒性が強いので、減農薬でも虫が死滅、効果は長期間持続する**ということなのだ。

さらに**浸透性農薬と言っていいほど野菜や果物の深部にまで浸透するため、洗っても落ちにくい。**近年では、種子に農薬がコーティングされるので、農薬は根を通じて茎や葉、そして果実の中に浸透する。こうなれば、洗ってもオチナイ。

祖父の代から養蜂を続けている日本在来種みつばちの会の藤原誠太会長は、ネオニ

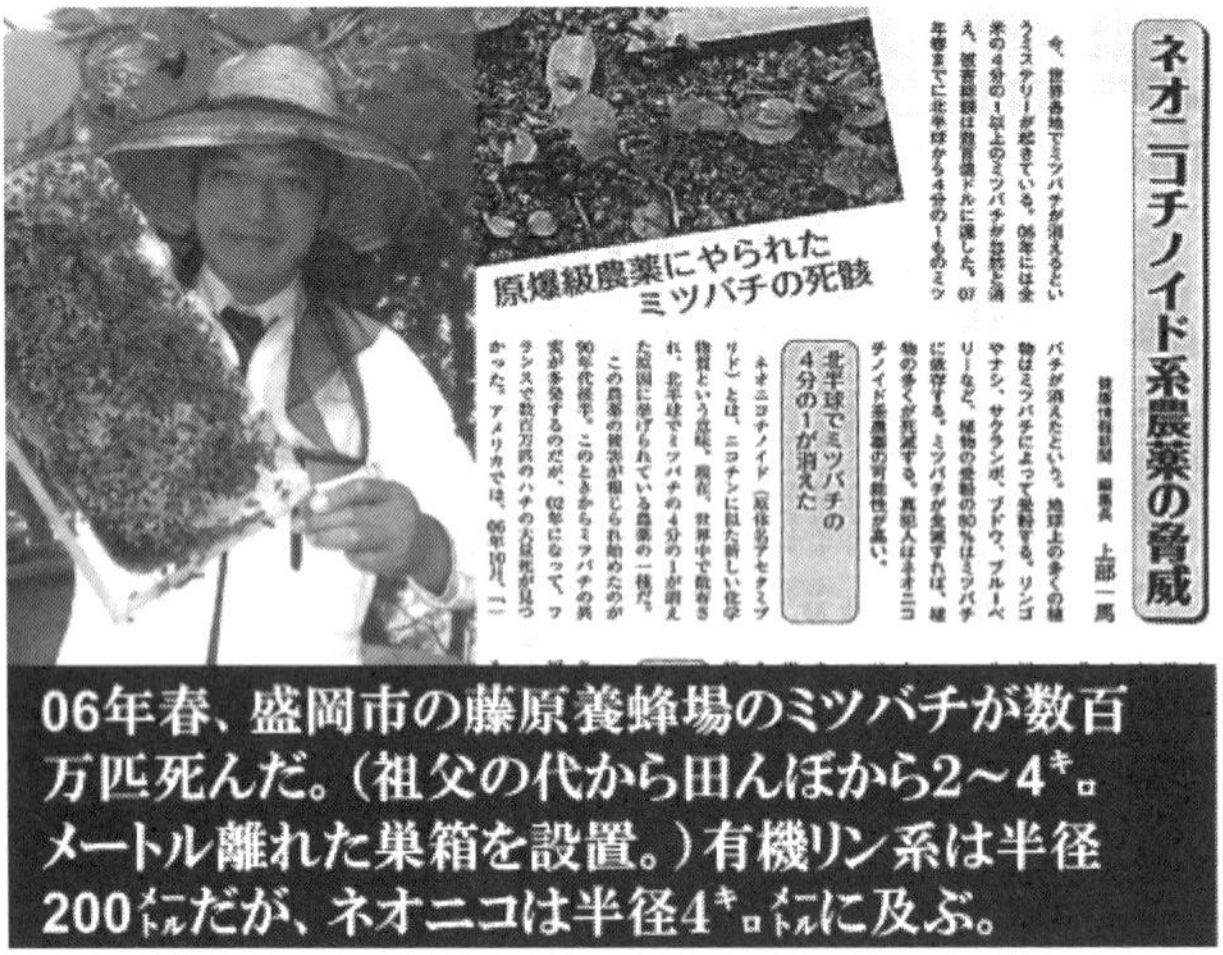
ネオニコチノイド系農薬の脅威
上部一馬
原爆級農薬にやられたミツバチの死骸
北半球でミツバチの4分の1が消えた
06年春、盛岡市の藤原養蜂場のミツバチが数百万匹死んだ。（祖父の代から田んぼから2～4キロメートル離れた巣箱を設置。）有機リン系は半径200メートルだが、ネオニコは半径4キロメートルに及ぶ。
カメムシ用のネオニコ系農薬が撒布され、多くのミツバチが死滅した

コ系農薬の散布で半数のミツバチが死滅したことに対して、

「**有機リン系農薬の被害を手榴弾にたとえれば、ネオニコ系農薬は原爆級の破壊力**と言えます。有機リン系農薬の被害は半径200メートルですが、ネオニコ系農薬は半径4キロメートルにも及ぶのです。一刻も早く使用全面禁止にする必要があります」

として、政府にも全面禁止を訴えている。

半径4キロメートル以内には、小学校や保育所及び幼稚園、病院、民家もある。

こんな農薬を放置してはならない。この悪魔の農薬が体内に蓄積した結果、前述したように、ガンや神経伝達系の障害が増加しているのだ。

あなたの子息が多動性障害、またはうつ病、引きこもり、記憶障害などに陥っていたなら、このネオニコ系農薬が原因である可能性が高いのだ。やがて、ガンを発症するともかぎらない。

一刻も早く、ＥＵが実行したように使用全面禁止にしないと、この国は病人患者で満ちてしまうことになる。

ちなみに、すでに体内に取り込まれた農薬の害を阻止し、健康維持をはかるには、鉱物ミネラルを使った除去法、定期的な体内デトックス（解毒）、化学物質を吸着し易い食養生の確立などが必要だ。その方法は別章で述べる。

●農薬の食品残留基準値をＥＵの３００倍から５００倍に規制緩和!!

ＥＵ（欧州連合）ではこうした薬害を考慮してネオニコ系農薬の食品残留基準値を厳格に決めているのだが、これまで日本政府が決定している基準値は到底、国民の健康を考えているとは言いがたい。

その基準値は次頁にある図にあるとおりだ。たとえばＥＵでは、イチゴが０・０１

日本と欧米の残留農薬基準値比較

アセタミプリド(ppm)

食　品	日本	米国	EU	食　品	日本	米国	EU
イチゴ	3	0.6	0.01*	茶葉	30	50**	0.1*
リンゴ	2	1.0	0.1	トマト	2	0.2	0.1
ナシ	2	1.0	0.1	キュウリ	2	0.5	0.3
ブドウ	5	0.35	0.01*	キャベツ	3	1.2	0.01*
スイカ	0.3	0.5	0.01*	ブロッコリー	2	1.2	0.01*
メロン	0.5	0.5	0.01*	ピーマン	1	0.2	0.3

環境ホルモン・ダイオキシン対策国民会議

*検出限界を基準値としている。

**米国では輸入茶に対してのみ50ppmの基準値を設定している。

ｐｐｍ、リンゴが０・１ｐｐｍ、ブドウが０・０１ｐｐｍ、キャベツが０・０１ｐｐｍであるのに対し、日本では順に３ｐｐｍ、２ｐｐｍ、５ｐｐｍ、３ｐｐｍとなっている。

　これは、リンゴだと20倍、イチゴだと３００倍、ブドウだと５００倍も規制がゆるいということだ。たとえば**基準値が厳しいイチゴやブトウ、キャベツなどだと、ＥＵの人々が１から２年間で蓄積する農薬を１回の食で摂ってしまう**数値だ。

　もちろん、体内には有害な化学物質を排泄する機能があるので、単純には言えないが、毎日こうした農薬が体内に蓄積したのでは、肝臓の解毒機能は臨界点を超え、大きな障害を引き起こすのは必至ではないか。

これを危惧する弁護士100人以上からなる「ダイオキシン環境ホルモン対策国民会議」や「日本ミツバチ協会」は、10数年前から使用全面禁止を訴えている。ところが、**厚労省と農水省が採った処置は、規制を厳しくするどころか農産物によっては5000倍から1000倍も規制を緩和**した。

行政は、国民の健康阻害を防ぎ健康を維持するよりも、産業優先の規制処置を採っていることは明白だ。いち早くこれを改めないと取り返しがつかないことになってしまう。私たちはこれを容認してはならないのだ。

一方、**環境問題、健康問題に敏感なEUでは、ネオニコ系農薬『アセタミプリド』『イミダクロプリド』『クロチアニジン』の3種を3年間販売禁止にした。**さらに、**3年間が過ぎたところで、販売禁止処置を持続することを決定。**2017年9月30日には、種子防虫剤『フィプロニル』の使用を全面禁止にした。

ところが驚くことに、日本ではこの防虫剤が稲の苗や小麦、キャベツ、キュウリ、テンサイなどの防虫駆除に使われ、まったく野放し状態である。

それだけではない。イギリスは2017年11月、ネオニコ系農薬の使用禁止を決定したが、日本政府はネオニコ系農薬の一つである殺虫剤『スルホキサフロル』を解禁した。

これでは、こうした**農薬が原因で引き起こされるガンやうつ病、多動性障害、パーキンソン病、筋硬化症などの難病が減少するどころか、増加する一方**ではないか。販売しているのは、住友化学や日本曹達《ソーダ》、バイエルといった化学企業だ。

巷には〝農水省に勧めるには、まともな神経では持たない〟という噂も流布されているが、それでも〝日本の常識は世界の非常識〟というのが世界の最先端のジャーナリストたちの共通認識だ。

２人に１人がガンに罹り、３人に１人がガンで死んでいくのが日本の現状だ。この元凶の一つが農薬であることは明白だ。このままでは今後、10人中８、９人がガンに罹るのではないだろうか。ガンに罹れば、病院に行く。病院ではいまだに抗ガン剤を使う。となれば製薬メーカーが儲かるという図式だ。製薬業界を仕切っているのは、誰か？　これを考える必要がある。

世界はすでに脱ネオニコ農薬に

EU委員会	2018年	3種のネオニコ農薬のハチへの毒性を確認し、永続的に屋外使用禁止を決定（3種以外のネオニコは安全とされたのではなく、農薬として未登録、もしくは1日の摂取許容量が日本より厳しく設定されたり、環境ホルモン作用の懸念物質とされ、今後規制される可能性がある）
フランス	2016年	ネオニコ農薬、フィプロニルの全面禁止　2018年9月発効
オランダ	2014年	ネオニコ農薬、フィプロニルの全面禁止法案を可決
ブラジル	2015年	綿花にネオニコ農薬3成分、フィプロニルの使用禁止
カナダ	2014年	一部の州でネオニコ農薬の使用規制に向けた取り組み開始
台湾	2016年	茶葉へのネオニコ農薬、フィプロニルの使用禁止
韓国	2014年	ネオニコ3成分の新規、変更登録禁止
中国	2009年	フィプロニルの使用規制、輸出は許可

（www.shizenha.ne.jp）

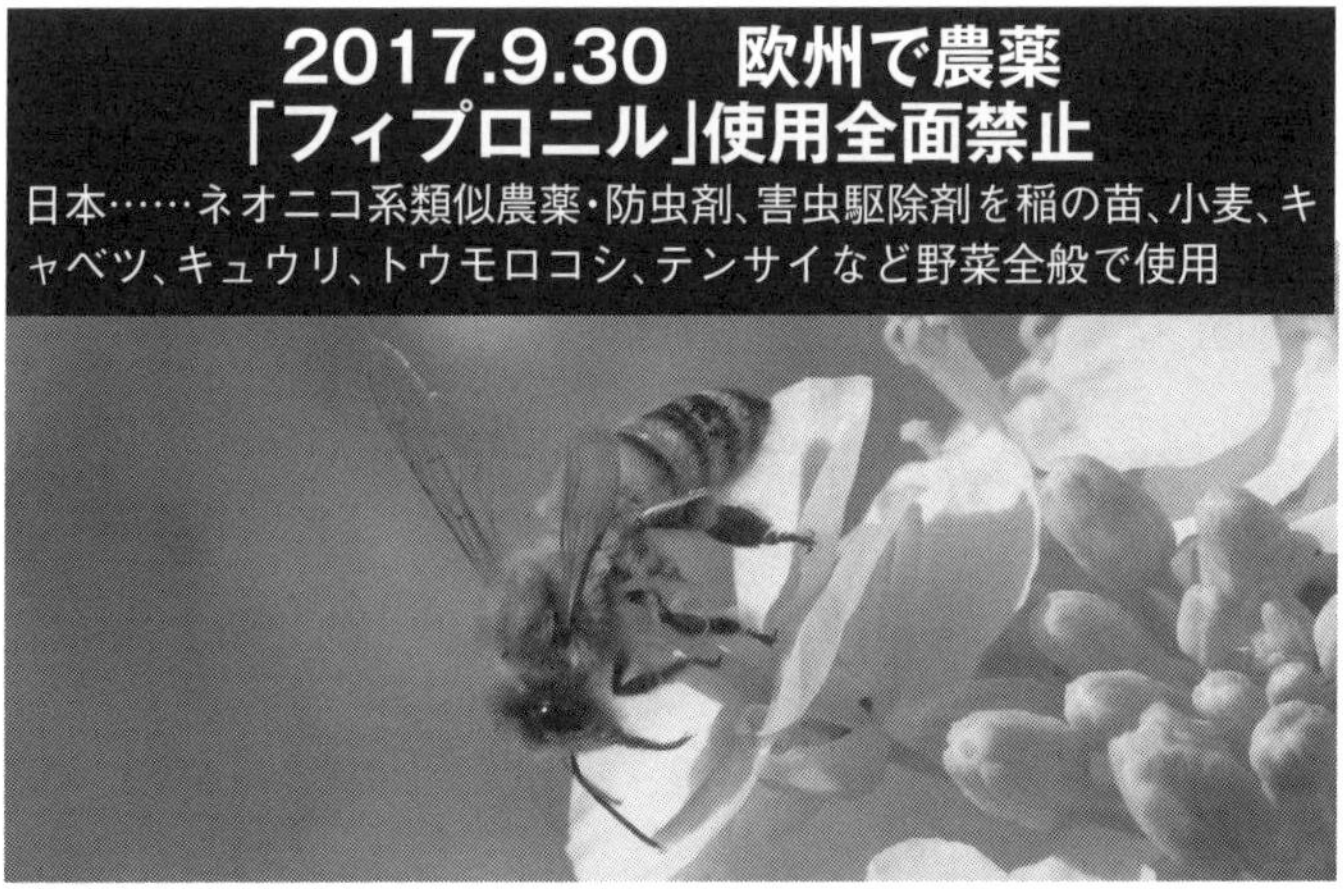
2017.9.30　欧州で農薬
「フィプロニル」使用全面禁止
日本……ネオニコ系類似農薬・防虫剤、害虫駆除剤を稲の苗、小麦、キャベツ、キュウリ、トウモロコシ、テンサイなど野菜全般で使用

2017年、米国ではネオニコ系農薬の多用で、ミツバチの44％が死んだ。ネオニコ系酷似農薬を欧州では2017年９月全面禁止にしたが、日本政府はスルホキサフロルを解禁する法案を同年12月議決した

●モリ・カケ問題のドサクサ騒動に紛れ、日本を滅亡させる3法令が決議された

２０１７年、モリ・カケ問題のドサクサ騒動に紛れて、日本を滅亡に導くとしか思えない法案が次々と決議された。

プロローグでも述べたが、**その一つが同年4月に決議された「種子法の廃止」**だ。種子法という法律があったことで、地方自治体はこつこつと農業の伝統を守り、日本の環境に合わせた種子を開発し、存続させることができていた。ところが、ろくな議論もせずに自由化の名の下にこの法律を廃止にしてしまったのだ。

種子の扱いを売り上げ優先主義の大企業に任せたら、大量生産による画一な種子が開発されるのは必至ではないだろうか。また、たとえば米の病害虫が発生したら、寡占された銘柄だけでは全滅状態になり、日本国民への米供給が途絶えてしまうリスクが高くなるのではないだろうか。

これに反旗を翻し、**『日本の種子を守る会』を結成した元民主党農林水産大臣・山田正彦氏は、「種を民間化したら、価格は上昇の一途、地方独自の種子が駆逐される」**として、議員立法を作って日本の種子を守るべきだと２０１７年夏、決起した。

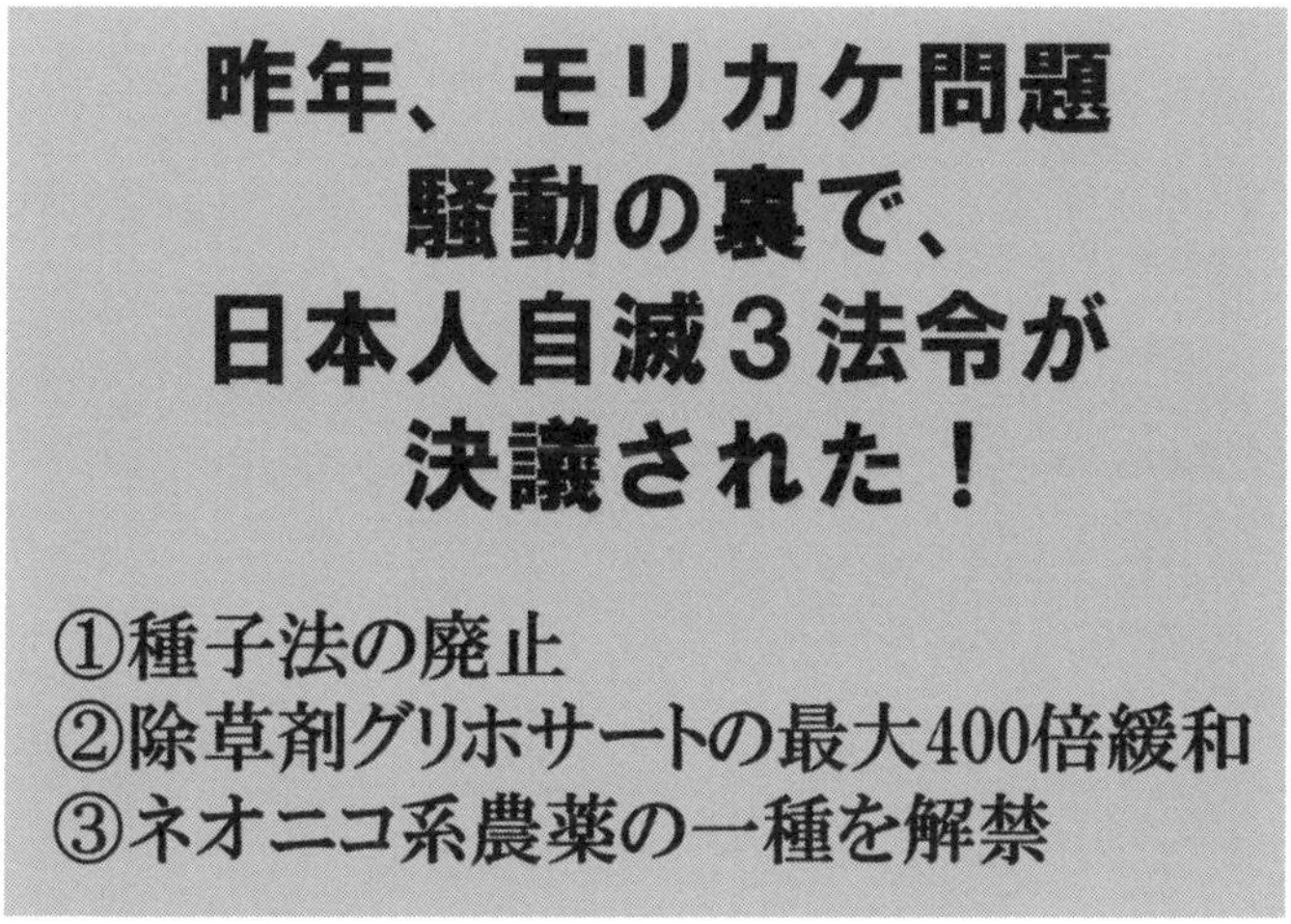
昨年、モリカケ問題
騒動の裏で、
日本人自滅３法令が
決議された！
①種子法の廃止
②除草剤グリホサートの最大400倍緩和
③ネオニコ系農薬の一種を解禁

日本人を自滅に導くと言って……３法令が決議された

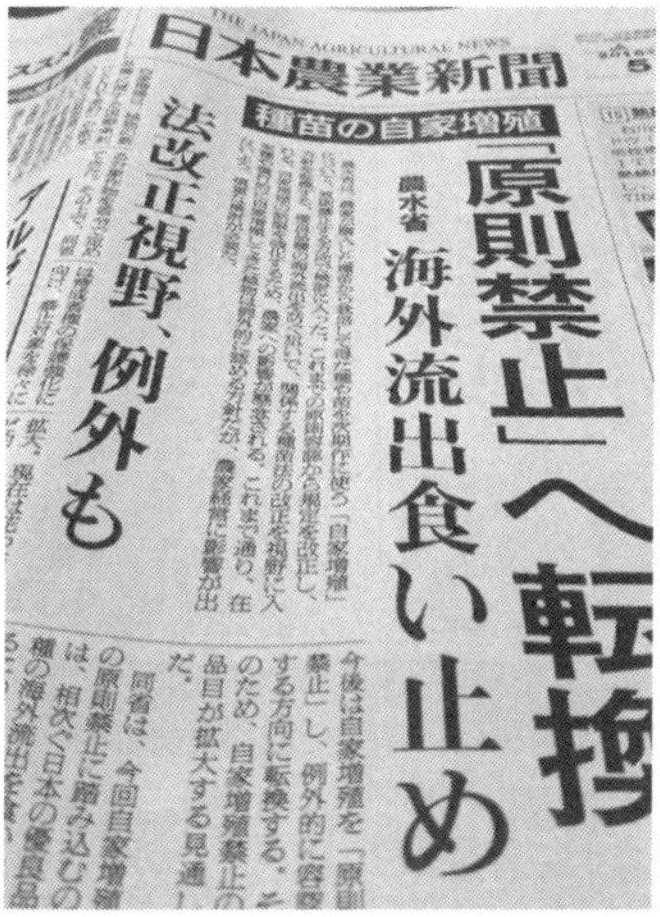
日本農業新聞
種苗の自家増殖
「原則禁止」へ転換
農水省
海外流出食い止め
法改正視野、例外も

public resource?
種子法廃止
タネがあぶない！
日本の種子（たね）を守る会

山田正彦・元農林水産大臣が中心となって地方から種子を守る会が開始した（右）。種の自家採取も禁止と報じた日本農業新聞（2018年５月15日付）

山田氏によれば、幸いなことに「この種子法廃止に対し危機感を持った野田市や国立市、秋田県や長野県の複数の市町村から内閣総理大臣、衆参両議員議長宛てに、都道府県に義務づけられていた米、麦、大豆原種などの種子の増殖制度をこれまでどおり遺してほしい」とする意見書が出されたという。

また、「公共の種子を守る法律を作ってほしい」「なにゆえこれまで蓄積した育種の知見をモンサント社に提出するのか」などの意見も寄せられたという。そして、新潟県や兵庫県、埼玉県が種子法に代わる条例を全会一致で採決し、2018年4月から施行になった。その後、長野県や北海道など条例を決議する県も増えてきたようだ。

米国、カナダ、豪州などでは公共の種子が州法で定められ、州立の試験場で栽培されているのが現状だ。

山田氏はさらに、**「地方から日本を変える動きが出ており、要綱では制度にならないので、議会に意見書を提出し、条例を議決するのが良いでしょう」**として、市町村の議会に意見書を審議することを勧めている。

食と水の問題は国民の命に直結するが、これまで国営だった水道事業にも民営化による弊害が起こってきている。たとえば、愛媛県松山市では近年、外資系が参入し、

「水道料金は2・5倍に跳ね上がった」という。**日本政府は、水道事業も民間企業や外資系多国籍企業に売り渡す方針らしい。**

こうした暴挙をほとんどの一般市民は知らされていないのではないだろうか。新聞、テレビなどの大手マスコミが、このことをあまり報道しないからだ。取材記者が農薬問題の記事を執筆しても、編集段階でストップがかかるのだ。これらを製造販売する大手化学企業の広告出稿が停止になるからだ。

スポンサー企業の広告出稿のために真実を伝えないとあっては、大手マスコミは自らジャーナリズムを放棄しているようなものだ。

●ダイオキシンに酷似する除草剤成分が最大400倍規制緩和された

次は「グリホサートの食品残留基準値最大400倍の規制緩和」も見逃せない。**2017年7月、除草剤成分『グリホサート』の食品残留基準値が最大400倍にまで規制緩和された**のだ。このグリホサートは、世界一位の売り上げを誇る除草剤『ラウンドアップ』の主原料で、地球上最悪の化学物質ダイオキシンと酷似する薬害があると報告されている。

この**除草剤を売り出しているのが巨大バイオ企業のモンサントである。ベトナム戦争で大量散布された『枯れ葉剤』をつくった農薬メーカーとしても知られている**。この枯れ葉剤でベトナムでは多くの奇形児が生まれ、社会問題となった。現在、年商6兆円も売り上げる巨大企業で、ダイオキシンや遺伝子組み換え（GM）作物の開発メーカーであり、あのIS国のスポンサーだったことも明るみになった。株主は国際ユダヤ金融資本であることもわかった。

これを動かしているのは、世界に600万人存在するといわれるフリーメーソンという秘密結社だ。**この秘密結社こそが、各国の中央銀行の通貨発行権を所有し、その権利収入は莫大。世界はこの組織に牛耳られている**と言っていい。

この傘下のモンサントによって、最悪、最凶のグリホサートは遺伝子組み換え作物とセットで世界寡占が勧められているわけだ。

とくに米国のように広大な農地での除草は手間と人出が要る。ここに除草剤耐性遺伝子をもった農作物を植え、グリホサートを上空からセスナ機やヘリコプターで散布すればその手間が省ける。

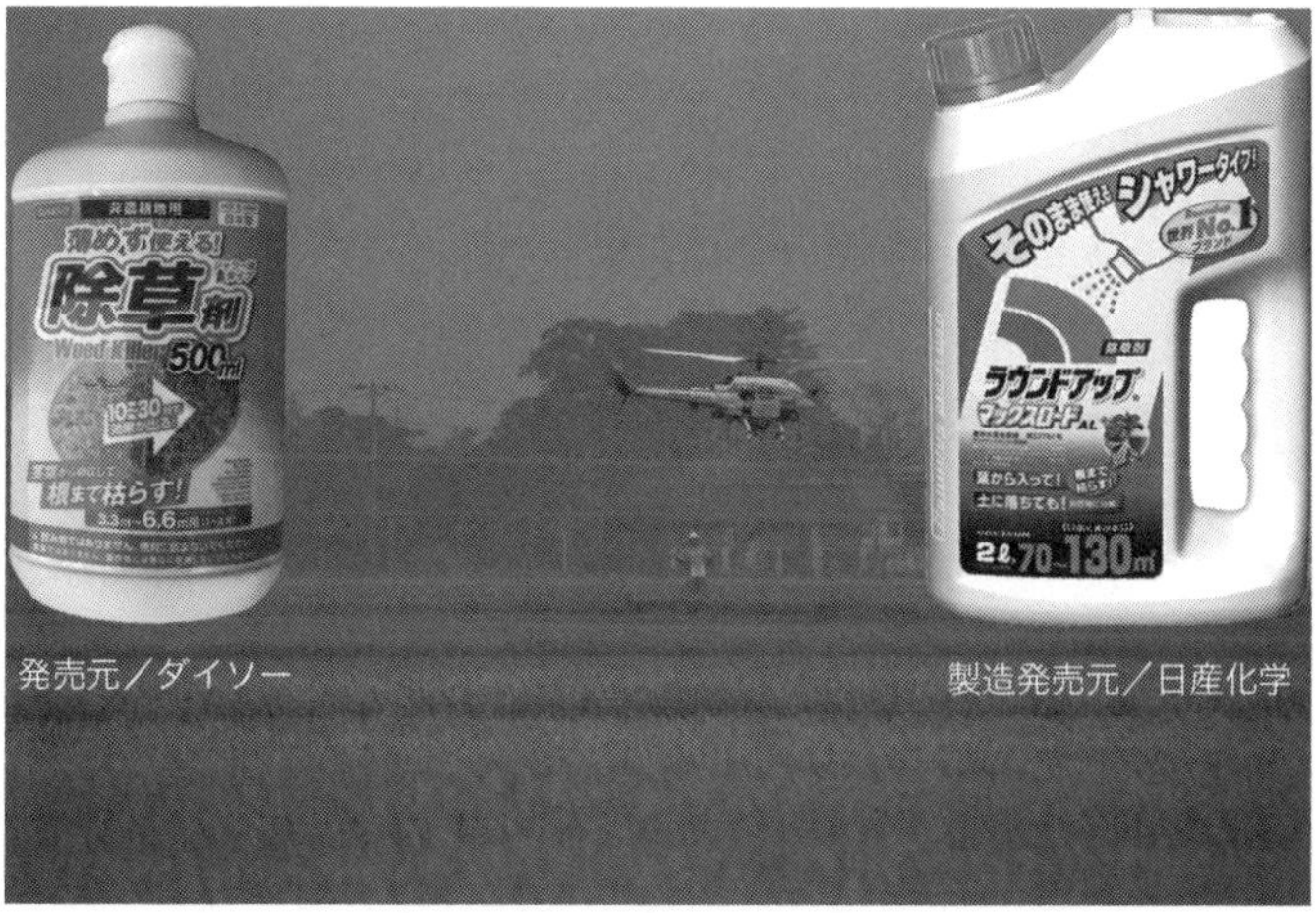

欧米で禁止の除草剤が日本のスーパーでは堂々と販売されている

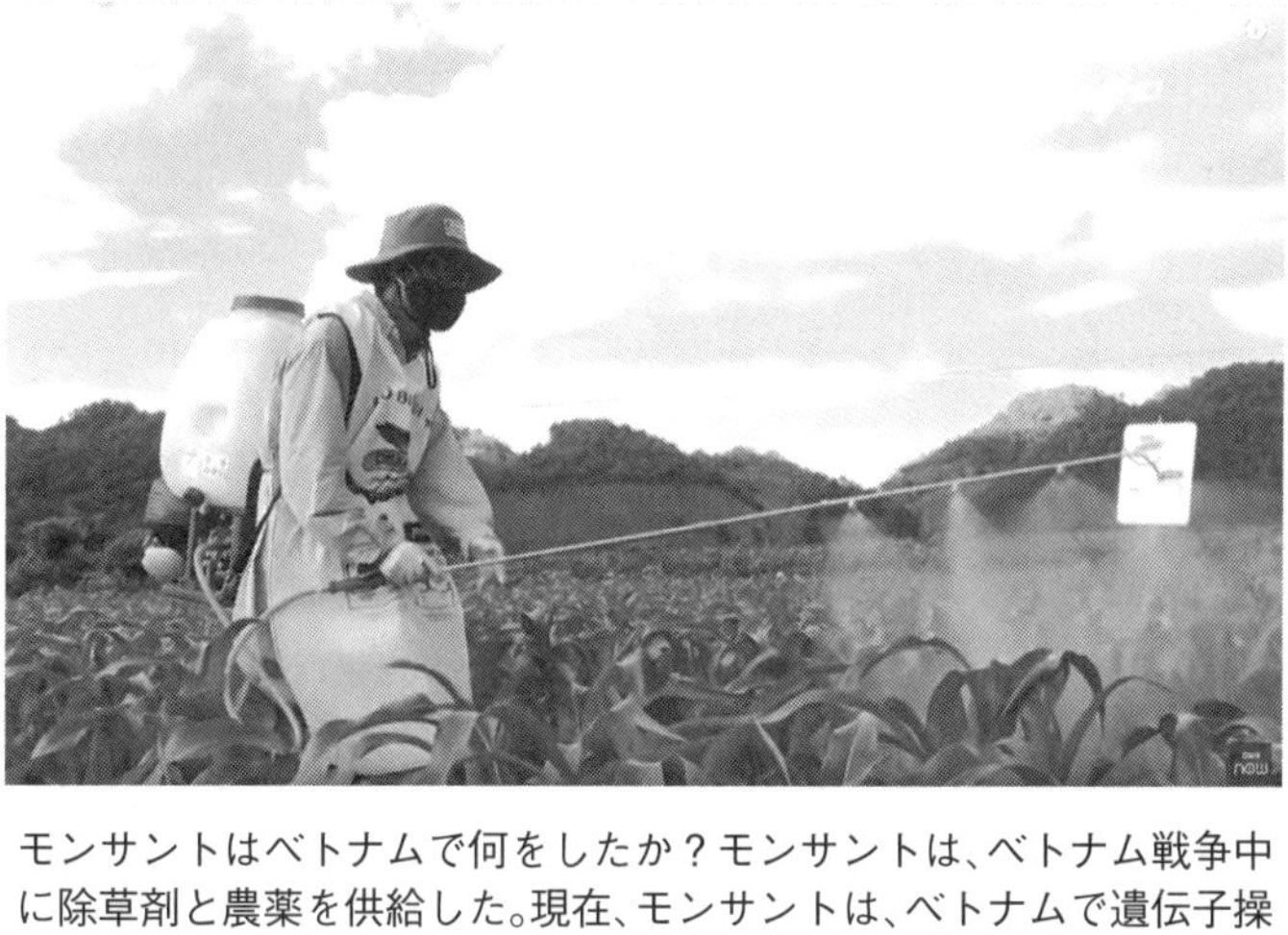

モンサントはベトナムで何をしたか？モンサントは、ベトナム戦争中に除草剤と農薬を供給した。現在、モンサントは、ベトナムで遺伝子操作された農作物と農薬の最大のサプライヤーの1つとして知られている、と報じている（YoutubeのVTC14チャンネルより）

GM種（遺伝子組み換え種子）とともに一代限りのF1種もグリホサートとセットで販売され、これが全米に広がった。F1種はターミネーター種とも言われ、1代で死滅するので農家は毎年、F1種を購入することになり、モンサントは毎年安定した収益を確保できるわけだ。

●インドの20万戸以上の農家が自殺に追い込まれた

GM種とF1種が全米に広がった背景には、米政府の後押しがあったことは言うまでもないが、モンサントに反対し在来種や固定種で栽培する農家があっても、その耕作地にはGM種やF1種で育った作物の種子が風で運ばれてくる。モンサントの社員が在来種の耕作地にF1種をばらまいた、遺伝子組み換えF1種を無断で栽培し、特許侵害を理由に損害賠償を起こして農家を潰しにかかったという噂もある。

米政府は、モンサント農法を実践した農家には補助金を給付している。そうしてモンサントと政府が結託し両輪となって、GM種やF1種の寡占を進めているのだ。

まさしくモンサント、否、国際ユダヤ金融資本、または世界を牛耳る秘密結社フリーメーソン傘下の政治家が米政府を動かすことができれば、法律も自在に決議できるわけだ。事実、1996年に米国で「種子の保存を禁止」する法律が決議され、当時2％だったF1種が12年後の2008年には90％を占めるまでになっている。

また、**近年、インドでは綿花のGM種を購入させられた20万戸以上の農家が自殺に追い込まれるという痛ましい事件が発生**したことが報告されている。インドの農家は国策によって従来種よりも4倍高いGM種と除草剤ラウンドアップを借金で購入させられた。当初は収穫が良かったが、徐々に雑草が耐性を身につけ、50回前後だった除草剤の散布が100回以上となった。当然、除草剤を購入する農家の負担が大きくなっていったというのだ。

つまり、GM種を育てるには大量の除草剤、さらに化学肥料を買わねばならなくなるのだ。しかも、一度GM種を使用すると、土壌が除草剤に汚染され、在来種が育たなくなってしまう。これで収入は減る一方になり、20万戸以上の農家が自殺に追い込まれていったことが指摘されている。

これが事実なら、これはまったく他人事《ひと》ではない。種子法を廃止し、モンサントのGM種やF1種の購入が進むと、日本もインドのような悲惨な状況に陥るとも限らないからだ。

●グリホサートを散布したアルゼンチンではガンの発生が41倍に

グリホサートの害毒には恐ろしいものがある。アルゼンチンでは2000年、ラウンドアップを散布したコルドバ州の大豆耕作地で、全身に黒い斑点がある少女や先天性異常の少女が多いことが取り上げられ、世界に衝撃を与えた。

それだけでなく、**コルドバ州ではアルゼンチン平均の41倍ものガンが発生していることや、白血病、肝臓病、アレルギー症なども増加傾向にある**ことが報告されたのだ。

このほか、米国の耕作地で検査したところ、協力した131人の93%の体内からグリホサートが検出され、

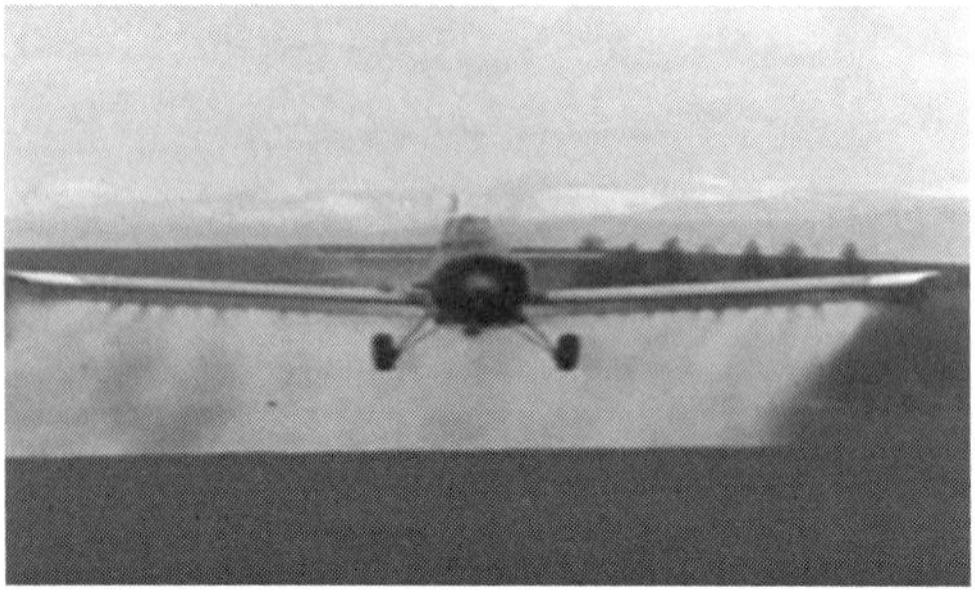

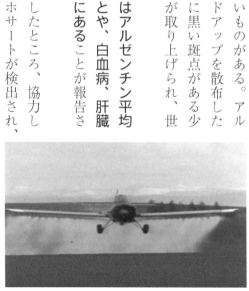

Youtube『Sofia Gatica: 2012 Goldman Prize recipient, Argentina』より

子どもほど濃度が高いこともわかった。このことは、除草剤が地下水を汚染し、その地下水を住民が飲料水として活用したことで体内汚染が進んだことを示唆している。それだけでなく、川や池、湖などの周辺に生育する魚、鳥、虫などの小動物を死滅させる可能性も高いのだ。

●WHOでさえ発ガン性、脳の疾患、アレルギー疾患、ホルモン攪乱作用を認めた

モンサントは、遺伝子組み換え作物とラウンドアップのセット販売で莫大な特許料と収益を獲得した。

除草剤耐性農産物は『ラウンドアップ・レディ』と呼ばれるが、事実、農薬耐性があるトウモロコシや大豆、ジャガイモ、菜種、綿、テンサイ、アルファルファなどはセット販売される除草剤ラウンドアップを散布しても枯れることはないのだ。

〝すべての植物の成長に必要なアミノ酸生成を阻害するため、どんな植物でも枯らす非選択性の除草剤〟というラウンドアップの特性は、人間にも同様な働きをもたらす可

能性がある。

近年、マサチューセッツ工科大から「ラウンドアップは、消化器疾患、糖尿病、心臓病、うつ病、自閉症、ガン、痴呆症の原因になっている可能性がある」と報告されたが、まさに人間の細胞まで阻害することが裏付けられたのだ。さらにはWHOは、**「その毒性は細胞を徐々に破壊し、発ガン性を促す。脳疾患、アレルギー疾患のリスクを高め、ホルモン攪乱作用、免疫力の低下も起こる」**ことを公表した。

こうした薬害に対する認識が広がるにつれ、2003年デンマークではラウンドアップの使用が禁止され、2012年にはカナダ全州で使用禁止になった。2014年には、スウェーデンやノルウェーなども使用禁止にした。さらに近年、植物病理学者が**「グリホサートは土壌だけでなく、動植物に害をもたらし、私たちの健康を脅かす広範囲な環境の大量殺戮なのです」**と警告している。

このように欧米諸国で全面禁止になっている猛毒グリホサートを含むラウンドアップがホームセンターなどで、JA推奨の名の下に堂々と売られているのが日本の現状だ。

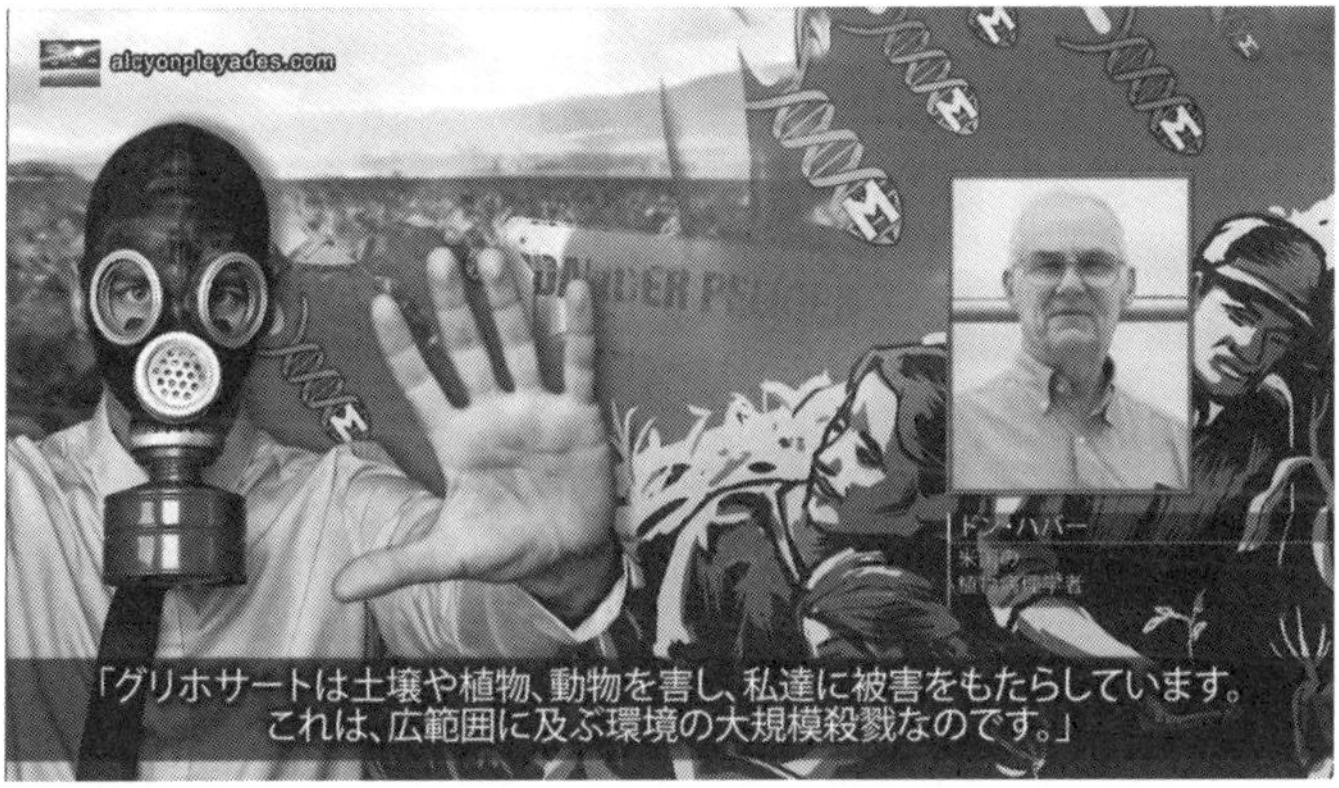
alcyonpleyades.com
ドン・ハバー
「グリホサートは土壌や植物、動物を害し、私達に被害をもたらしています。
これは、広範囲に及ぶ環境の大規模殺戮なのです。」

グリホサートは人体を蝕むだけでなく動植物、環境全体を破壊する
（ビデオニュース「アルシオン・プレヤデス」より）

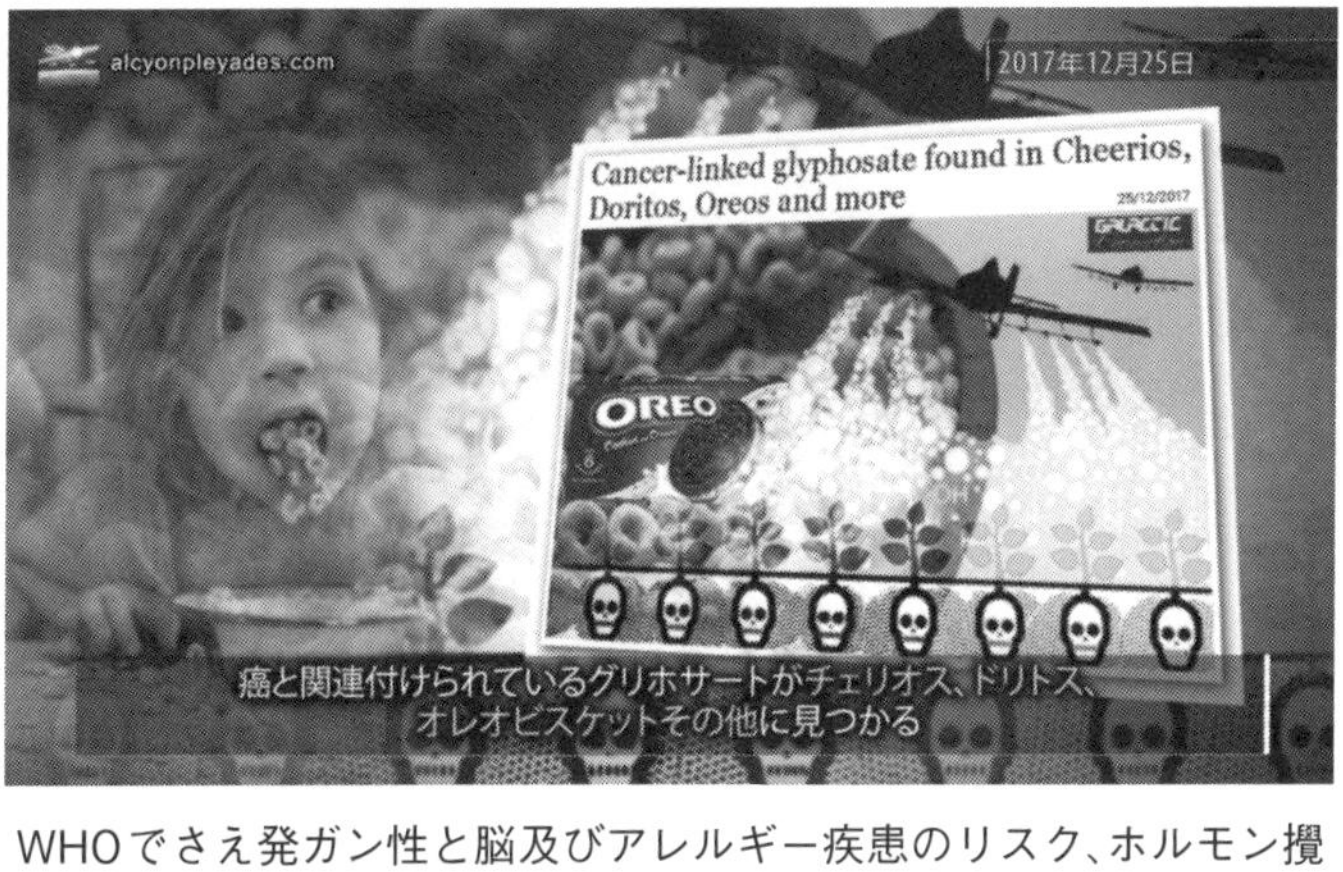
alcyonpleyades.com
2017年12月25日
Cancer-linked glyphosate found in Cheerios, Doritos, Oreos and more
25/12/2017
OREO
癌と関連付けられているグリホサートがチェリオス、ドリトス、
オレオビスケットその他に見つかる

WHOでさえ発ガン性と脳及びアレルギー疾患のリスク、ホルモン攪乱作用などを認めた（ビデオニュース「アルシオン・プレヤデス」より）

●ネオニコ系農薬の一種『スルホキサフロル』が解禁された

最後に「ネオニコチノイド系農薬スルホキサフロルの解禁」である。欧米諸国で販売禁止処置を採っているのに、日本政府は世界の真逆を歩んでいるのはなぜか。

このネオニコ系農薬を販売するのは、言わずと知れた住友化学を中心とした巨大企業だ。住友化学は元経団連会長が在籍していた化学メーカーだ。この会社から商社や農協を通じ、この農薬が全国の農家に流れるわけだ。農家がこれを拒否すれば、収穫した農産物を農協に出荷できなくなる仕組みだ。

これに対して、グリーン・ピースジャパンは、ネオニコ系農薬が環境や健康を害する大きな要因になるとして、2017年、オーガニック野菜の普及を目的に署名活動を展開した。

大手スーパーのイオンやイトーヨーカドーなどの量販店がオーガニックコーナーを設置するなどの動きも出てきた。篤農家が農協ルートから脱退し、インターネットを通じて自主ルートを構築して、消費者に直販するスタイルも増加してきた。さらには健康に特化した宅配業者や産直団体、弁当チェーンなどがこうした篤農家と契約栽培するケースも増加してきた。これらは、安全性を訴求することで消費者の支持を受けている。

とはいえ、ネオニコ系農薬の危険性は、一般市民にはほとんど知られていない。**この農薬汚染問題に鈍感なままでは、増加する慢性病やうつ病、多動性障害などの難治性疾患の増加を阻止することは難しい**ことを知るべきだ。

今年8月、大きな転機となる大ニュースが海外から飛び込んできた。それは、米国カリフォルニア州で画期的な判決が下されたことだ。**悪性リンパ腫と診断された末期ガン患者が、巨大バイオ化学企業「モンサント」を相手取り、〝ガンになったのは学校校庭整備の仕事で使用した同社の除草剤のせいだ〟と訴えた裁判で、陪審が原告の主張を全面的に認め、約320億円もの賠償金の支払いを命じた**のだ。

大手マスコミは一刻も早く、政府や大企業に忖度することなく、真実を知らせるジャーナリズム精神を取り戻すべきだ。国民の健康を守れなかったら、国は自滅するしかないではないか。

Ⅱ 遺伝子組み換え食品の脅威に迫る

●遺伝子組み換えトウモロコシを食べたマウスに腫瘍が……

前項では主にネオニコ系農薬と、慢性病の元凶になる除草剤ラウンドアップの脅威について述べたが、遺伝子組み換え食品が日本人の健康を徐々に奪っている事実も忘れてはならない。

遺伝子組み換え作物（GMO）は、農薬に耐性をもったバクテリアを農薬工場の排出口から検出し、その遺伝子を取り出して作物の遺伝子に組み込んだものである。たとえばトウモロコシや大豆などの遺伝子組み換え作物は、ラウンドアップに耐性を身につけたバクテリアの遺伝子が組み込まれているので、除草剤を散布されても枯れることはない。

農家では最初にラウンドアップを土壌に散布し、雑草の種や根を一掃する。次に苗

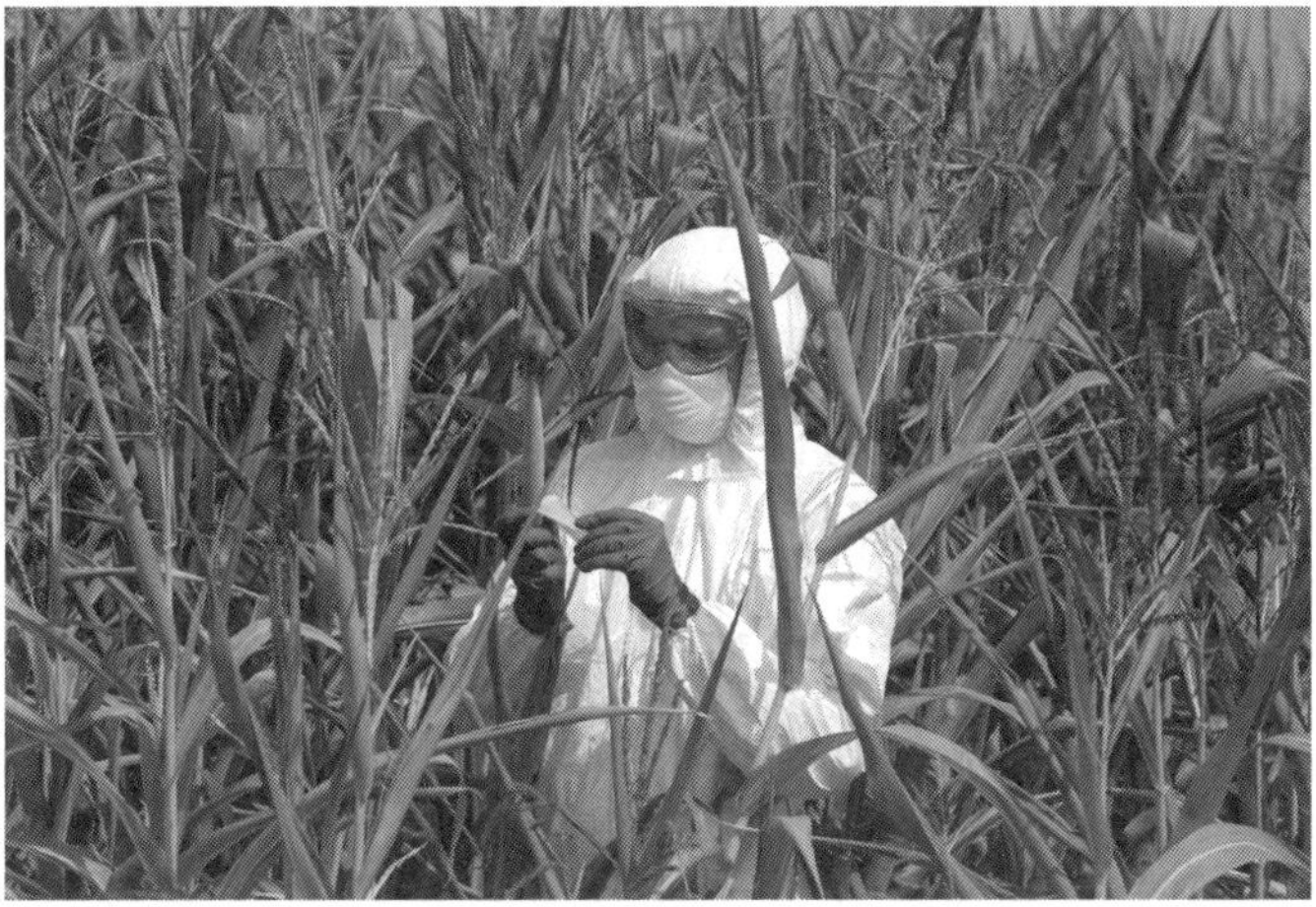

ゴーグル、マスク、防護服着用で、遺伝子組み換えトウモロコシの穂軸を調べる専門家（写真・ⓒ123RF）

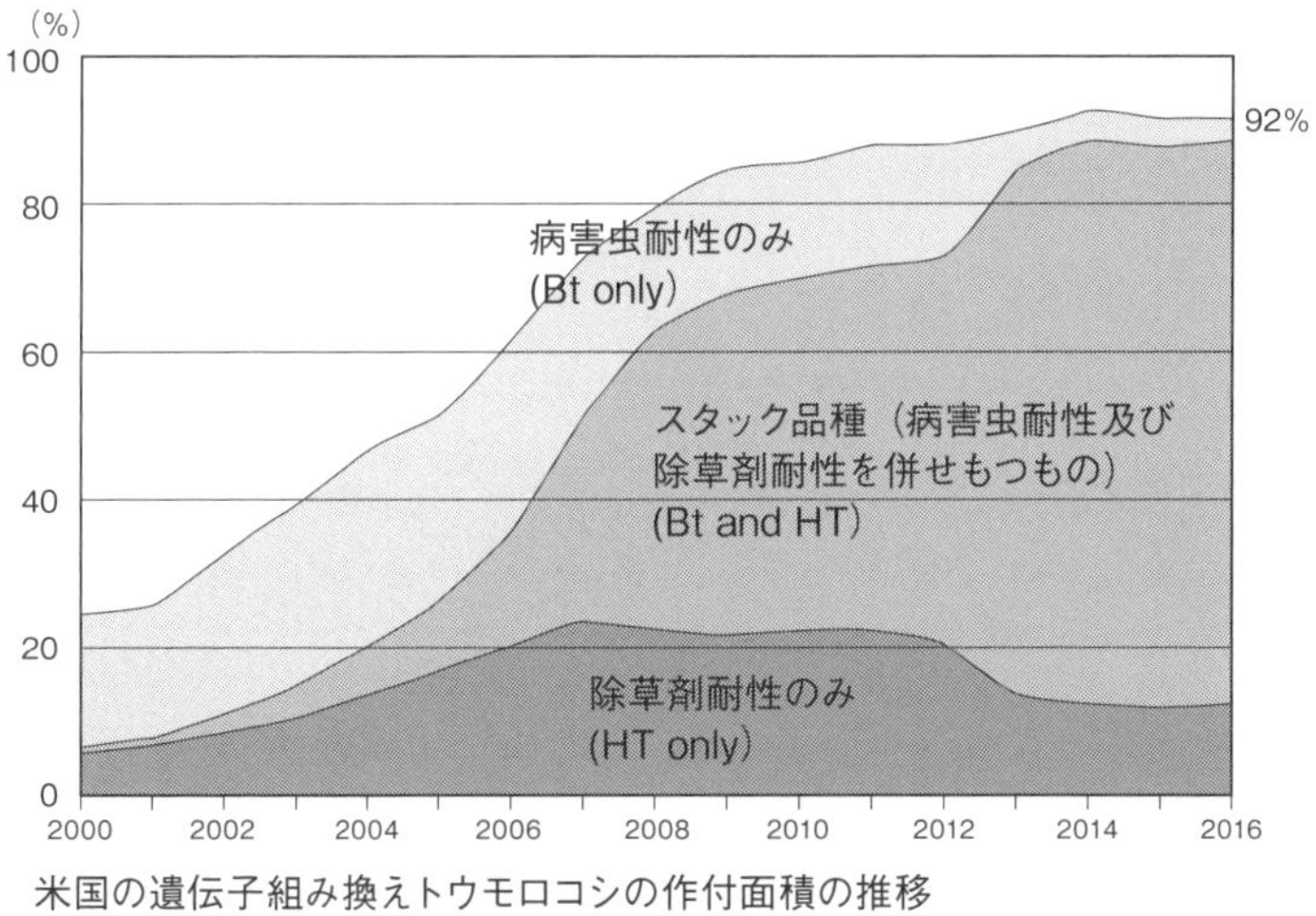

米国の遺伝子組み換えトウモロコシの作付面積の推移
USDA, Economic Research Service using data from USDA, Natinal Agricultural Statistics Service, June Agricultural Survey.（消費者庁ウエブサイトより）

が成長したところで、再度、ラウンドアップを散布して雑草を一網打尽にする。遺伝子組み換え作物は、農薬に対する耐性が備わっているので枯れることはない。

日本国内では、モンサントの特許が切れたことから、日産化学が日本モンサント社から商標と製造販売権を買い取った。その主力商品である『ランドアップマックスロード』は全国で売り上げ1位となった。

モンサント社では、マウスに3カ月間ラウンドアップを試し、命に別状がなかったことで安全性をアピールしたのだが、フランスのカーン大学のセラリーニ教授らの研究チームが2年間に及ぶマウス試験を行ない、これを覆した。

試験は、マウスに除草剤耐性遺伝子組み換えGMコーン（NK603）を食べさせるもの。除草剤をかけずに育てたGMコーンのみを与えるA群、除草剤をかけて育てたGMコーンを与えたB群、除草剤を微量に混ぜた水と非GMコーンを与えたC群の3つの試験群と、比較対象の基準となる非GMコーンのみを与えるD群の対象群と分けて行なわれた。

結果は、A~C群全体で200匹中の雌のラットの50%から80%に、4カ月目から腫瘍が発生し、24カ月でゴルフボール大の巨大な腫瘍ができたことがわかった。つま

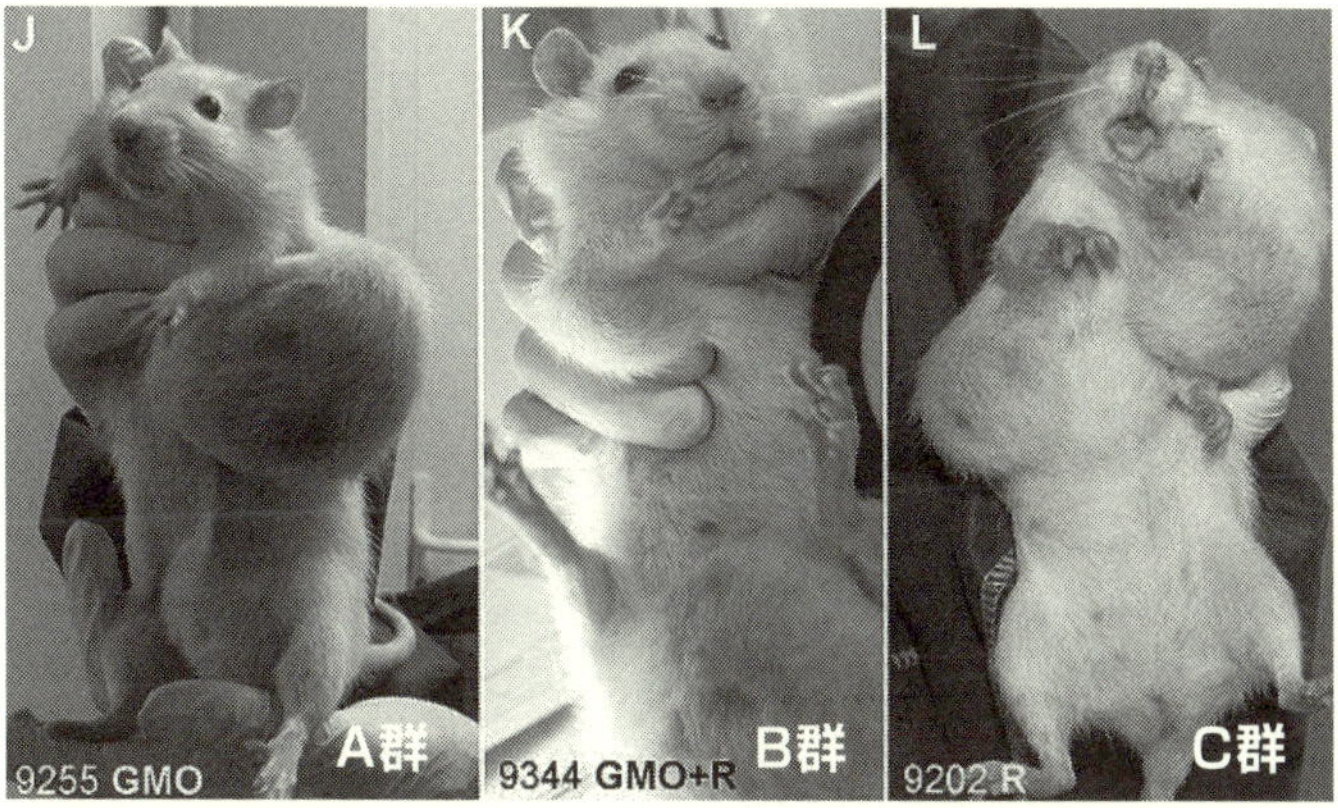

GMコーンを与えたマウスの50%から80%に巨大腫瘍が（Criigen＝遺伝子操作に関する仏独立情報研究機関）

り、除草剤も健康に悪いし、除草剤をかけないで育てた場合でもGM作物は健康に悪いということを示した。

さらに雄のマウスには、肝臓のうっ血や壊死の出現が2・5倍から5倍になり、重度の腎臓障害の出現が1・3倍から2・3倍になった。雄と雌に共通するのは、寿命が短縮し、雌では最大70%が早死にしたことだ。

また、GMコーンの単独投与群（A群）からは大きな腫瘍が見つかったので、GMOの発ガン性が明らかに認められたのだ。

このことからセラリーニ教授らは、NK603は**「生殖機能障害及び不妊、流産、先天異常など内分泌攪乱物質として重大な障害を与え、脅威である」**と報告した。ところが、厚労省は、N

Ｋ６０３の安全性を認めたのだ。

ここで留意していただきたいことがある。この試験で使ったマウスの寿命は24カ月で、４カ月目に雌の50％から80％に腫瘍が発生した。**人間の寿命をその40倍の80歳として単純計算すると、マウスの４カ月は人間の１６０カ月、つまり13・３歳である。この若さで50％から80％に腫瘍ができる**ことになる。

遺伝子組み換え作物が認可されて10年以上は経つ。現在、２人に１人がガンに罹る原因になっているとは考えられないだろうか。

そもそも自然には存在しない植物、たとえば魚の遺伝子をトマトに、バクテリアの遺伝子を大豆に、サソリの遺伝子をキャベツに人為的に組み込み、強制的に遺伝子操作した植物が自然界に伝搬したらどうなるだろうか。まったく予期しない問題が起こる可能性が指摘されている。

これは植物界だけではなく、家畜などの動物でも行なわれている。足が何本もある鳥、毛がない〝ヌードキチン〟などが現実に工場の中で飼育されている。

今後、〝フランケンシュタインのような怪物〟が誕生するとも限らないのだ。

●枯れ葉剤『2,4-D』と劇薬『ジカンバ』を認可

実は、この最凶のグリホサートを使っても雑草は遺伝子を発現させ、耐性を身につけ、枯れなくなる特性がある。それに対応するために、グリホサートの残留許容量が徐々に高められているのだ。事実、米国環境保護庁は当初の2倍から25倍にまで引き上げ、２０１４年からは残留許容量が20ｐｐｍから40ｐｐｍに引き上げられた。

前項で、日本政府はグリホサートの残留基準を最大４００倍に緩和したことを述べたが、その背景には米政府からの圧力があったと思われるのだ。

また、**モンサントはグリホサートだけでは雑草を除去できないとして、枯れ葉剤に使われた『2,4-D』と、強力な除草剤効果で知られる『ジカンバ』という2種類の〝劇薬〟に耐性をもつGMOを開発した。これには全米で反対が起きたにもかかわらず、輸出を開始**した。

日本では２０１２年、これが承認され、２０１４年にはアルゼンチン、ブラジルが米国に倣って承認した。早い話、近年の遺伝子組み換え作物ＧＭＯは、極論すれば、グリホサートとネオニコ系農薬漬けとなった農産物であるということだ。

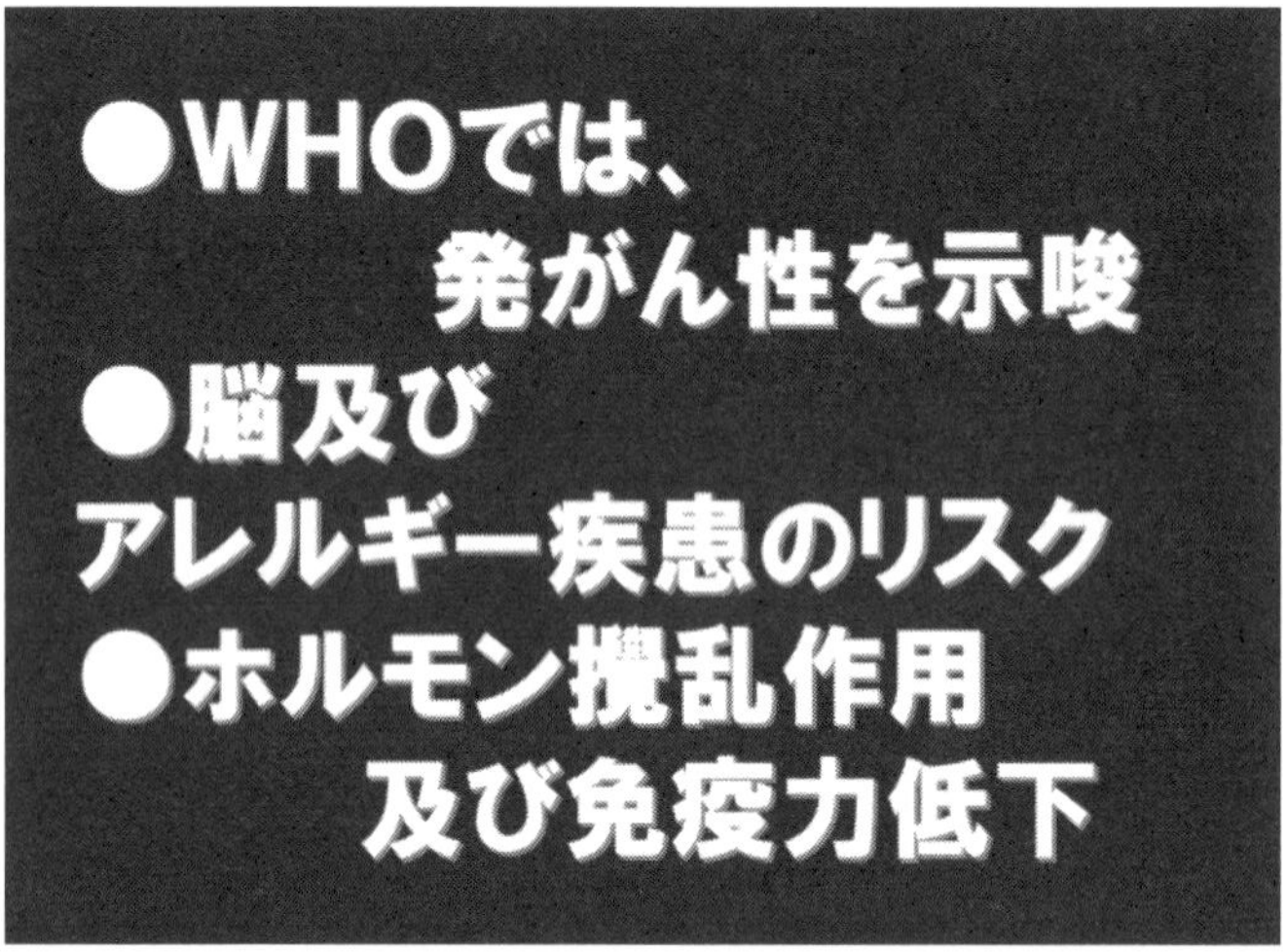
●WHOでは、
発がん性を示唆
●脳及び
アレルギー疾患のリスク
●ホルモン攪乱作用
及び免疫力低下

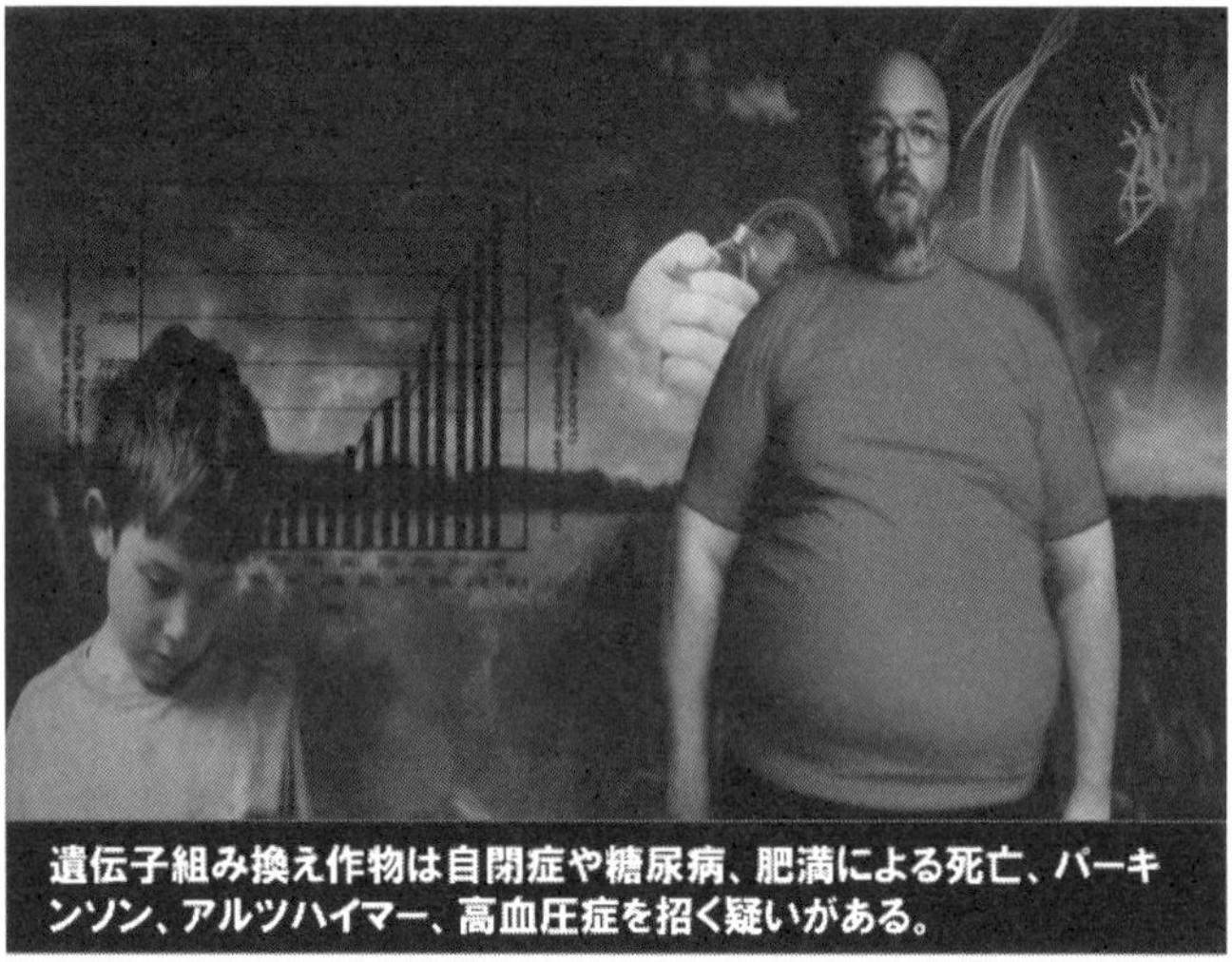
遺伝子組み換え作物は自閉症や糖尿病、肥満による死亡、パーキンソン、アルツハイマー、高血圧症を招く疑いがある。

遺伝子組み換え作物は、言わばモンサント病とも言える(アルシオン・プレヤデスより)

このように、劇薬農薬を開発しても雑草は耐性を身につけるので、農薬の使用量が年々増加する。それとともに、化学肥料も膨大に使われ、人体だけでなく、環境汚染をも引き起こしている。これは看過していい問題ではない。

〝モンサント農法〟が全米に広がるにつれ、土壌汚染や河川の環境汚染が進んでいることは、甲状腺異常が右肩上がりで増えていることでも実証されているではないか。また、**米国では子どもの6人に1人が学習障害、12人に1人が食物アレルギー、68人に1人が自閉症という数字が出ている**が、これには遺伝子組み換え食品の疑いが濃厚だ。こうした症状を持つ子どもにオーガニック農産物を摂らせたら、症状が消失することがわかったからだ。

●モンサント社製の遺伝子組み換え作物の世界最大の輸入国が日本！

遺伝子組み換え作物を世界に送り出しているのが前出の巨大バイオ企業モンサントなのだが、現在では、欧米各国で遺伝子組み換え食品に対する反対、追放運動が起こっている。決起したのは主に、子どもの異変を感じ取った母親たちだ。このことからモンサントはドイツのバイエル社と提携、社名をバイエル社に変更した。

2015年5月、世界48カ国、400都市以上で反モンサント・反遺伝子組み換え食品の大規模デモが行なわれたのだが、日本ではこの報道は行なわれなかった。EU諸国では遺伝子組み換え食品の追放が成功しているのだが、日本では反対運動さえ起きていないのは異常だ。

というより、モンサントは日本政府高官をアメとムチで操り、大手マスコミに箝口《かんこう》令《れい》を敷く。ここから資金が流れる大手広告代理店を使って、情報操作が行なわれる。したがって、国民には一切何も知らされないのが現状だ。

実は、遺伝子組み換え作物の世界最大の輸入国が日本であることすら、ほとんどの国民は理解していないのではないだろうか。これはハッキリ言って、日本植民地化・奴隷化が進行していると言っても過言ではない。

1996年から遺伝子組み換えの大豆、ジャガイモ、トウモロコシ、ナタネ、テンサイが認可されたが、欧米諸国で追放運動が起こったことから、モンサントは矛先を日本政府に向け、圧力を加えたわけだ。その結果、大豆やトウモロコシなどの輸入量は毎年右肩上がりである。このことがガン死の最大の原因になっていると見なしても

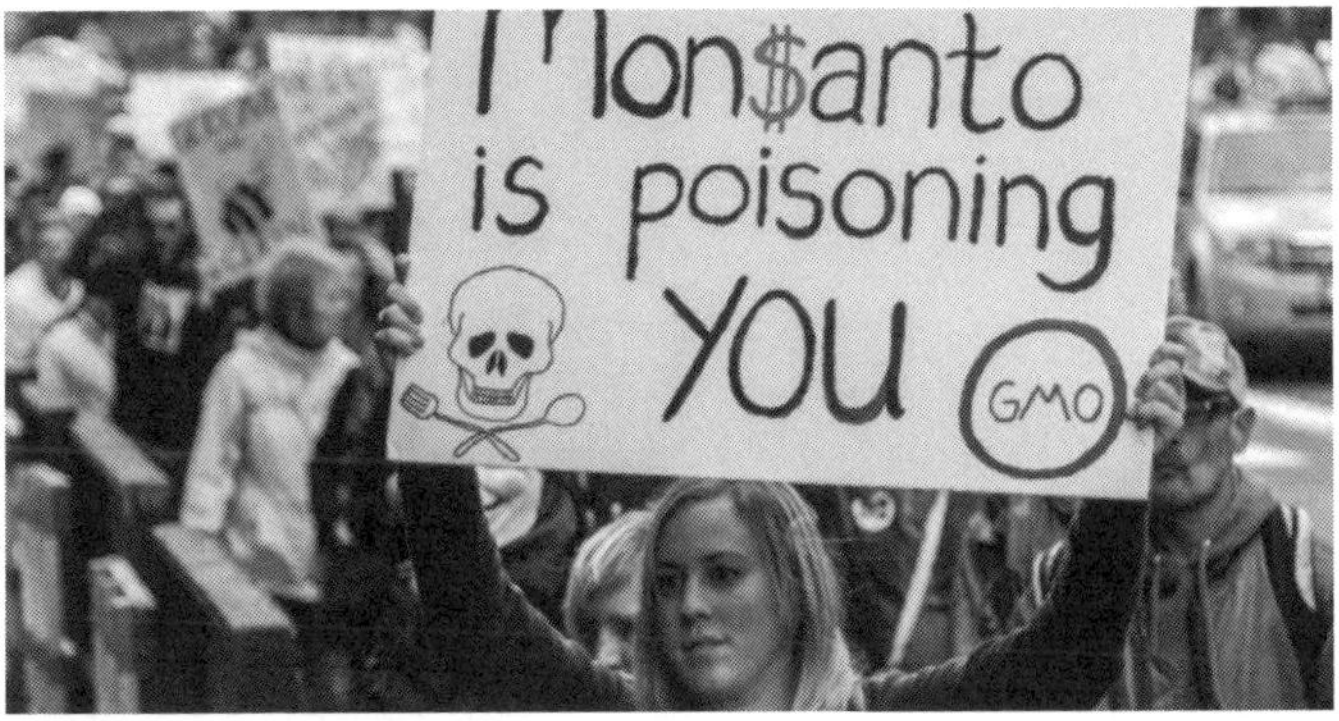

欧米では母親が決起し、遺伝子組み換え農産物（GMO）の追放運動が盛ん（www.seamosmasanimales.comより）

よいのではないだろうか。

遺伝子組み換え作物について規制があることはあるのだが、その法律はザル法と言っていい。**大豆、ジャガイモ、トウモロコシ、ナタネ、テンサイの５品目を使った加工食品は遺伝子組み換え食品であることを表示する義務があるが、５％まで遺伝子組み換え食品を混合しても「非遺伝子食品」と表示できる。加工品の原料が４番目以降なら、これもまた表示義務がない。**

というより現実は、「遺伝子組み換え」の表示がある加工食品など見たことはない。メーカーは、表示したら売れないので「遺伝子組み換えではありません」と表示しているわけだ。

●日本の伝統食にも表示義務がない

さらに日本人の伝統食である味噌、醤油、豆腐、豆乳、納豆、大豆もやしなどは、遺伝子組み換え作物が原料であっても表示する義務はない。

トウモロコシ原料も同様でコーンスナック菓子、ポップコーン、コーン缶、コーンスターチには表示義務がないし、じゃがいも原料のポテトチップ、冷凍ポテトなども表示する必要がない。

大豆の加工品に使われる輸入大豆の量は相当数に達するはずだ。この輸入量を次頁の図に示した。日本の伝統的な食文化もすでに遺伝子組み換え作物ＧＭＯに完全支配されたと言っていいのではないか。

このほか、組み換えられたＤＮＡや、それによって生成するタンパク質が含まれる食品も表示の義務はない。たとえば、サラダ油や植物油、マーガリン、ショートニング、コーンシロップ、マヨネーズ、果糖、ぶどう糖、水あめ、みりん調味料、デキストリン、たんぱく加水分解物、醸造酢、醸造用アルコールなどだ。

早い話、非遺伝子組み換え商品を探すのが難しい。残念ながら、筆者が〝年間４００

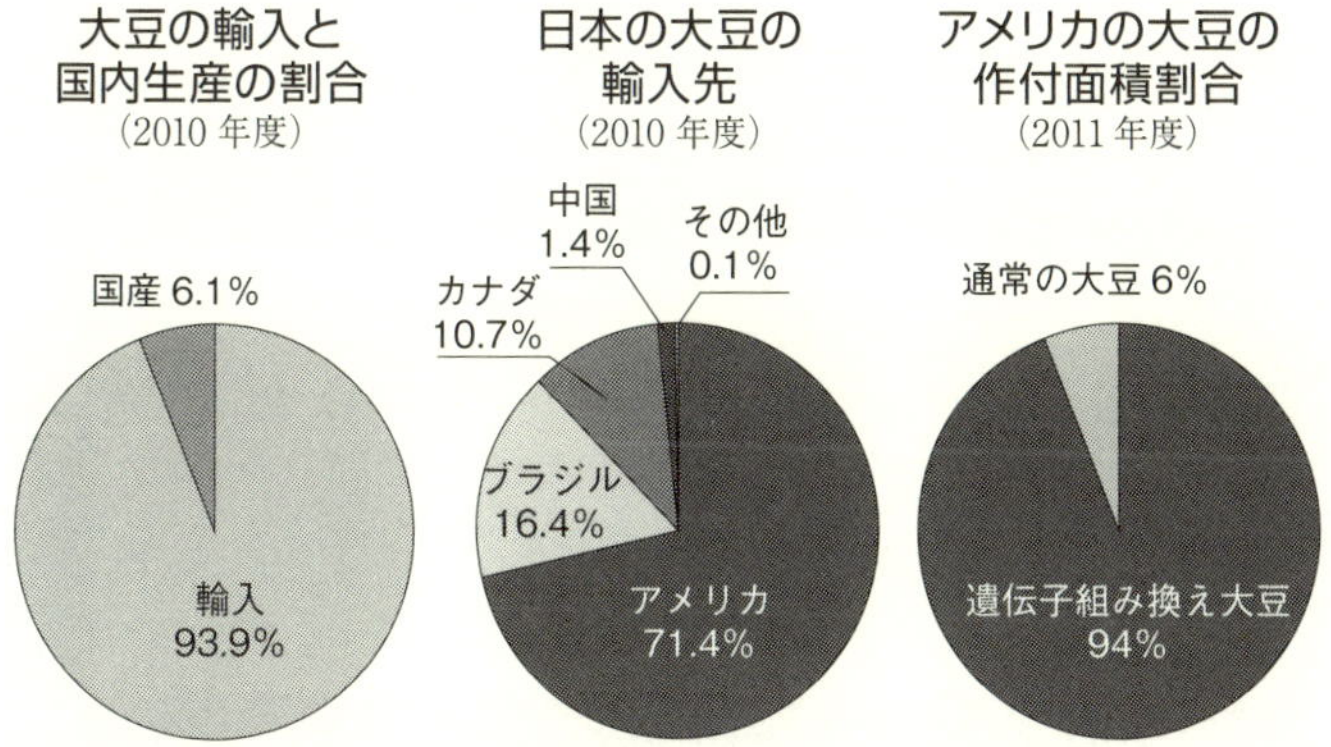

日本の大豆は、ほとんどが輸入に頼っている。しかも、輸入先の7割を占めるアメリカ産大豆のほとんどは遺伝子組み換え。また、2007年時点で、ブラジルは64%、カナダは63%が遺伝子組み換え（食糧需給表、帝国書院HP、農林水産省より）

日〟お世話になっているビールには、コーンスターチ、大豆タンパクが入っているものが多い（スーパー、コンビニの安価な発泡酒には、ほとんどこの両者が入っている。発泡酒を止めビールにするには、〝年間400日〟飲料するのは無理というものだ）。

こうした事態を回避したかったら、大手食品メーカー、テレビでCMを行なっていない国産原料に限ったオーガニック認証がある農産物を購入するのが無難である。

購入先としては、大手スーパーは止め、オーサワジャパン系やムソー系の自然食品店、生活クラブ生協、大地を守る会、らでいっしゅぼーや、さんらいふ、リマ・ネットショップ、オイシックスなどが安全だ。

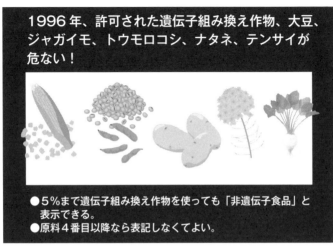

1996年、許可された遺伝子組み換え作物、大豆、ジャガイモ、トウモロコシ、ナタネ、テンサイが危ない！

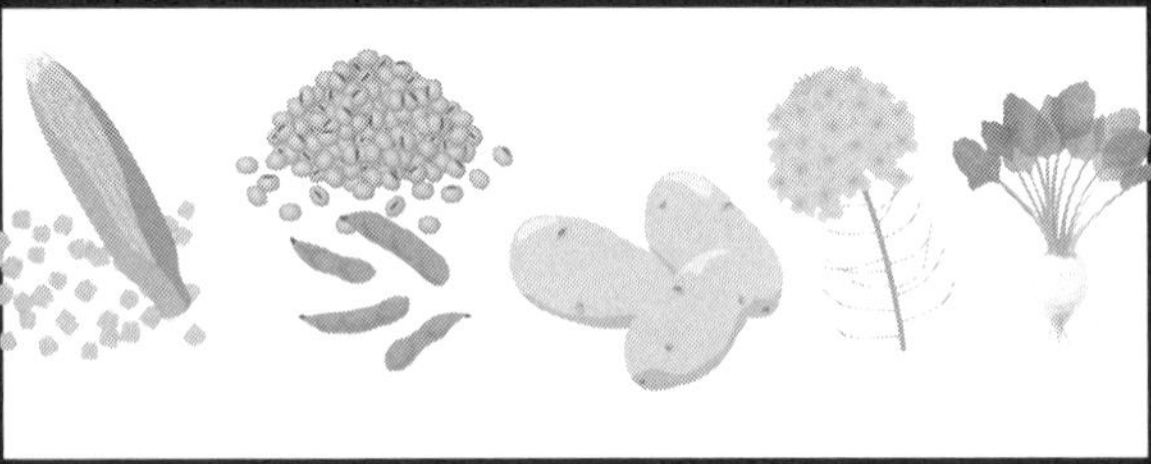

●5%まで遺伝子組み換え作物を使っても「非遺伝子食品」と表示できる。
●原料4番目以降なら表記しなくてよい。

上記5品目は遺伝子組み換え表示が必要だが、殆ど表示されていない

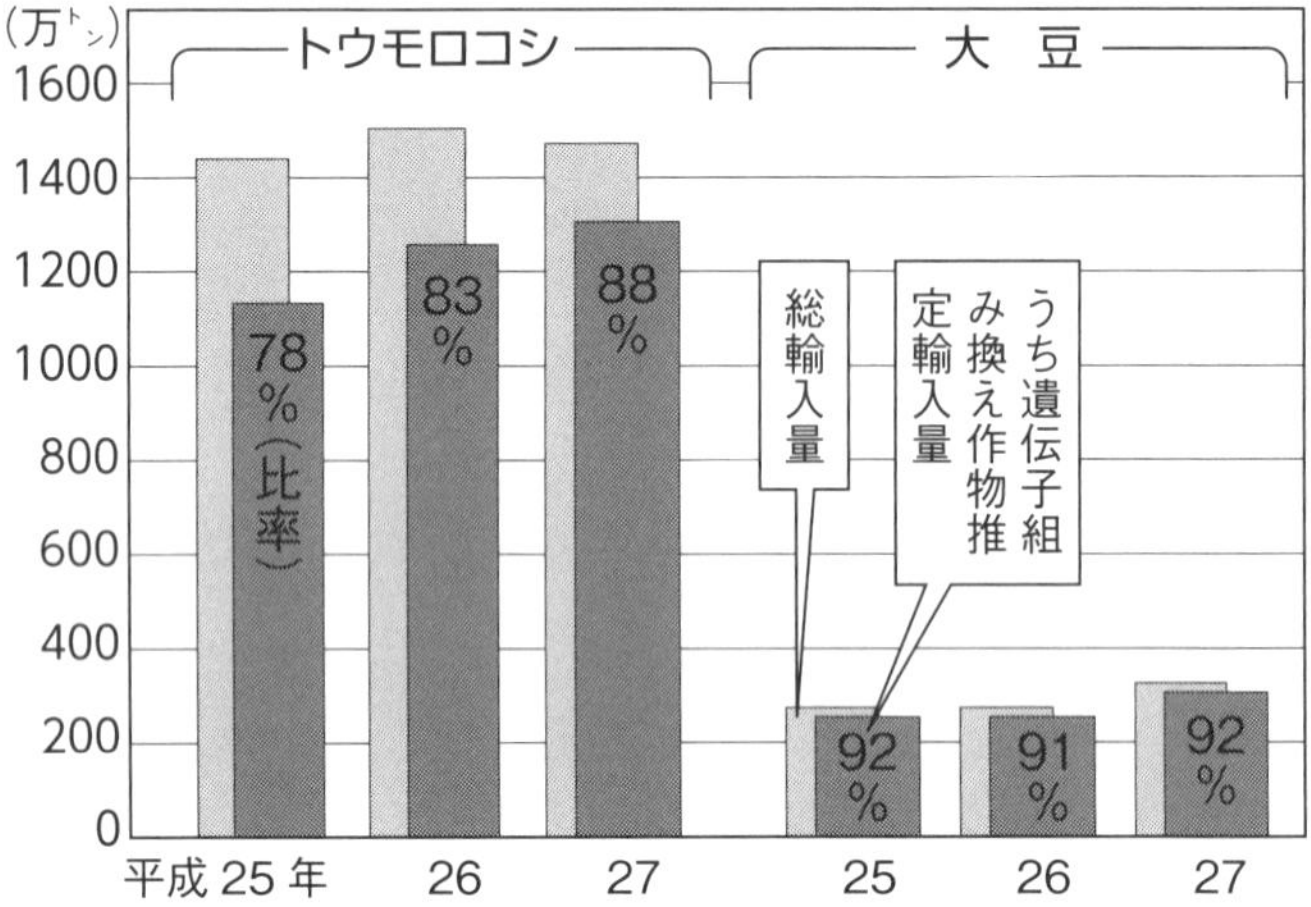

近年の日本の遺伝子組み換え作物の推定輸入量の比率(バイテク情報普及会の資料より、各国からの輸入量に、各輸出国での前年の遺伝子組み換え作物の栽培比率を掛け、足し合わせて算出、出典／産経新聞2016年6月5日付)

以下はある整体治療院の院長から取材した話だが、米国に長いこと在住し、日本に帰国した商社マン夫人が来院した。彼女が日本のスーパーで小麦系製品を購入し、一週間ほど食べたところ、一気に体調を壊したという。

そこで、整体治療院に駆け込んだわけだが、**米国のスーパーでは遺伝子組み換えではない〝GMOフリー〟というコーナーで、パンやスパゲティなどを販売していて、それらを購入していたため異常はなかった**というのだ。彼女は日本の後進性に驚いてしまったとのことだ。

専門家によれば、ＧＭＯと通常の作物には、〝人間をチンパンジーと同じ種族〟とみなすくらい、大きな差があるというのだ。姿形が同じでもまったく別な品種と見なすくらいの認識が必要なわけだ。

あなたが毎朝、食べているパン、またはスパゲティ、うどん、ラーメンは、そのほとんどが遺伝子組み換え小麦であることは濃厚だ。日本は現在、小麦は輸入に頼っているのだが、そのうち80％以上は米国産だからだ。

●甘味料は遺伝子組み換えトウモロコシが原料のコーンスターチに切り替わった

これまで使われていたガムシロップは今日、コーンシロップに切り替わったとされる。その原料が遺伝子組み換えトウモロコシ『キングコーン』である。

米国の広大な土地では補助金が農家に支給されることもあり、トウモロコシのほとんどがこのキングコーンに切り替わったという。ところが、キングコーンは味が不味く、ほとんど家畜の飼料か、燃料になっているらしい。**その一部が『コーンスターチ』と名を変え、日本に大量に輸入される。あるいは、家畜の飼料かコーンシロップという甘味料に化けている**わけだ。

当然ながら大企業は利益優先主義なので、格安な原料としてコーンスターチを仕入れる。その用途は膨大だ。蒲鉾、チクワ、天ぷら粉、ベーキングパウダー、即席麺類、冷凍麺、ソース、マヨネーズ、スナック菓子、ビスケット、カレールー、インスタント食品、ビールなど。それらの裏側を見れば、ほとんどコーンスターチが記載されている。

また、**コーラやスポーツ飲料、乳酸飲料、清涼飲料水、パン、アイスクリームなど**

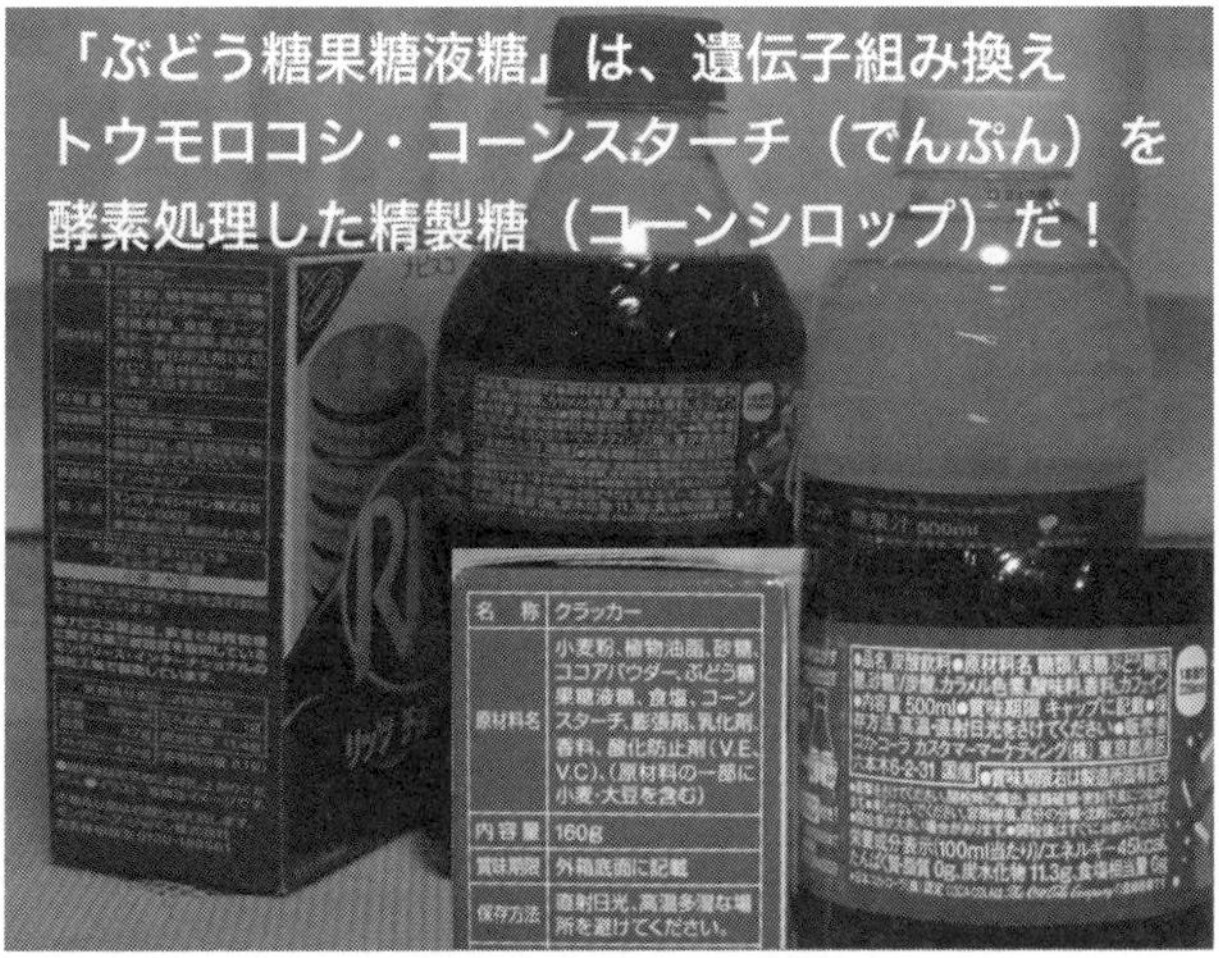

コンビニ、スーパーには遺伝子組み換え商品が溢れている

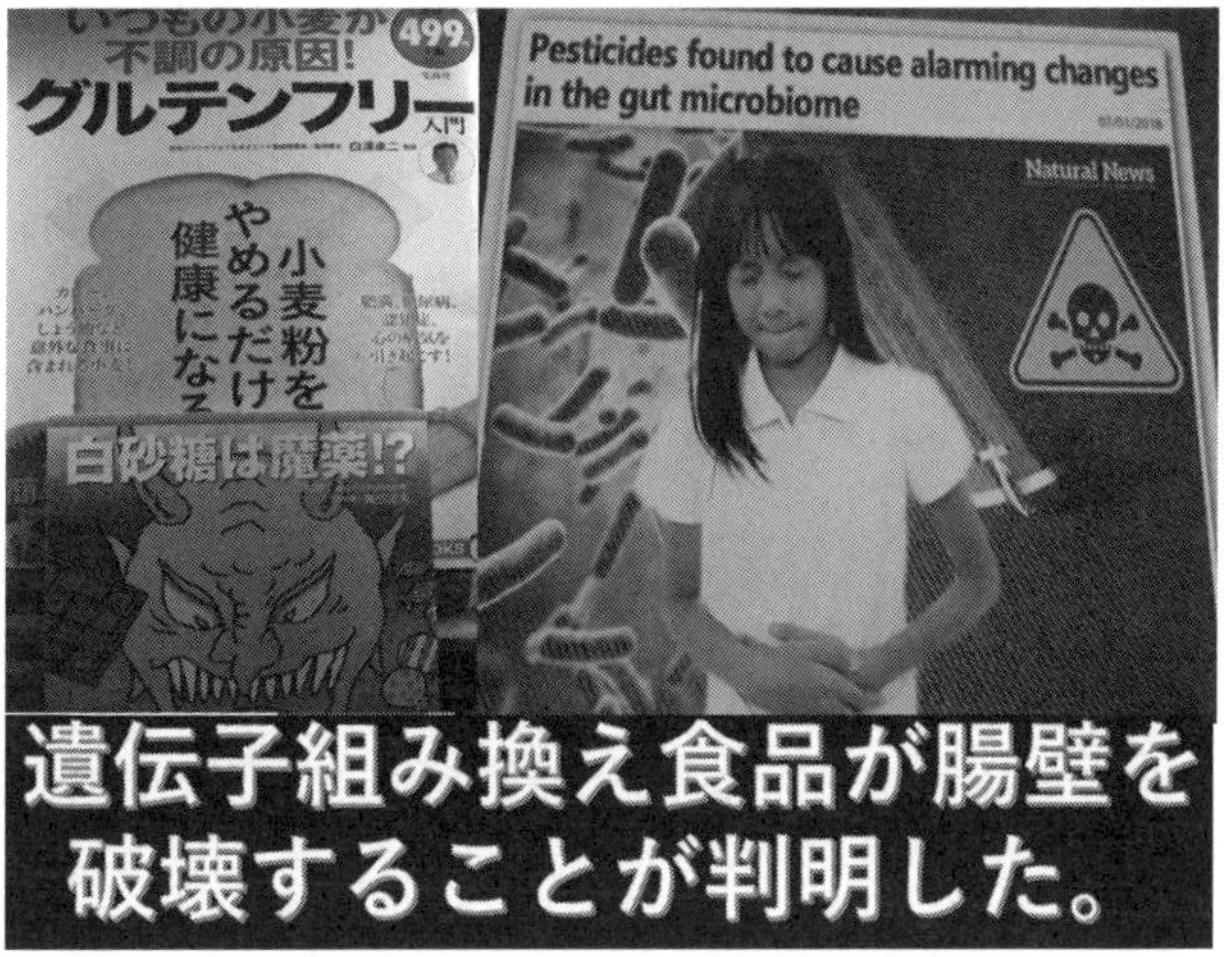

GMO食品を摂ると腸壁に穴があき、様々な障害を誘発する（出典／「アルシオン・プレヤデス」）

には、必ずと言っていいほど「ブドウ糖果糖液糖」「果糖ブドウ糖液糖」が含有されているはずだ。これらは、「異性化糖」と称して遺伝子組み換えトウモロコシが原料のコーンシロップを酵素処理で精製糖に姿を変えたにすぎない。

さらに、遺伝子組み換え作物が原料の添加物や、遺伝子組み換え微生物が作った添加物は、加工デンプン、キシリトール、トレハロース、大豆から乳化剤（レシチン）、調味料（アミノ酸）などのほか、甘味料のアスパルテーム、L‐フェニルアラニン、ネオテーム、調味料のイノシン、グアニル酸、各種アミノ酸、酵母エキスにまで含まれる。栄養強化のビタミンA、ビタミンB_{12}、酸化防止剤ビタミンCもそうだ。

もはや、「ブルータス、お前もか！」だ。こうなっては、我々は毎日、相当の遺伝子組み換え作物及びその加工原料を摂っていると言っていい。もはや、海の絶海島、謎のモアイが眠るイースター島やミンダナオ島などの小島で暮らすしか方法はない。日本に生活しているかぎり、GMOの脅威から逃れるのは不可能だ。

一刻もはやく、欧米諸国がモンサントのGMOを追放したように、日本でもこれに追随して運動を起こすべきだ。そうすれば、モンサントの追放は可能だ。

現在、日本政府は、自由に海外との取り引きを行なう環太平洋を基準としたTPP

批准を決議し、『ＴＰＰ11』の成立を目指しているが、**本当に成立した場合、ＩＳＤ条項（投資家や企業が相手国に不平等な扱いを受けたときに、その企業が相手国を訴えることができる）にのっとり、固定種の所持及び育苗の禁止、安全な食のための無農薬、有機農法が禁止され、「遺伝子組み換えではない」の表示さえＴＰＰ加盟国には禁止となる可能性が高い**のだ。

こうしたロクでもない法案は廃案にし、本来の伝統的な在来種、または固定種を護り、育成し、普及をはかるべきだ。

●プーチン大統領がコーンシロップ、ＧＭＯ食品の追放に乗り出した

モンサントの追放に成功したのは、ロシアのプーチン大統領だ。２０１６年1月、ロシア国民に向け、一大宣言を行なった。それは、**ロシア全土において遺伝子組み換えで作ったトウモロコシを原料とするコーンシロップを廃止するとともに、遺伝子組み換え作物（ＧＭＯ）そのものを廃してオーガニック農産物の栽培を奨励した**のだ。そして西洋医薬に頼らない医療を、国を挙げて取り組むという宣言だった。

そして現在、『ダーチャ』と言われる、弱者救済のために自給自足物々交換ができるオーガニック農園を全国に広げつつある。

今日、日本では、都市経済を中心としたギスギスした社会で暮らすより、地方で野菜や果物を栽培し、暮らしを楽しむ里山資本主義が復権中だ。米、野菜や果物があれば、所得は低下しても暮らしは可能だ。余計な消費は止め、自然との共存が里山資本主義の目指す道だ。

モンサントは、前述したように世界を牛耳るユダヤ国際金融資本傘下のフリーメーソンの代表的な企業だ。**この組織は、世界を牛耳るイルミナティ（秘密結社）だ。強者が勝つ貨幣経済の推進によって、最終的にイルミナティだけが潤う仕組みが完結しているの**だ。

プーチンは、このユダヤ金融資本に旧ソ連が崩壊させられたことを知った。そこで数年前、ロシア国民にイルミナティ殲滅を宣言、息のかかった人間や企業を逮捕、追放に成功したのだ。

ご存じだろうか。1％の強者が世界の富の98％を握り、残り2％を99％の大衆どうしが奪い合っている現実を。こうした「不公平を糺し、国民の命を守る」ことこそ、大

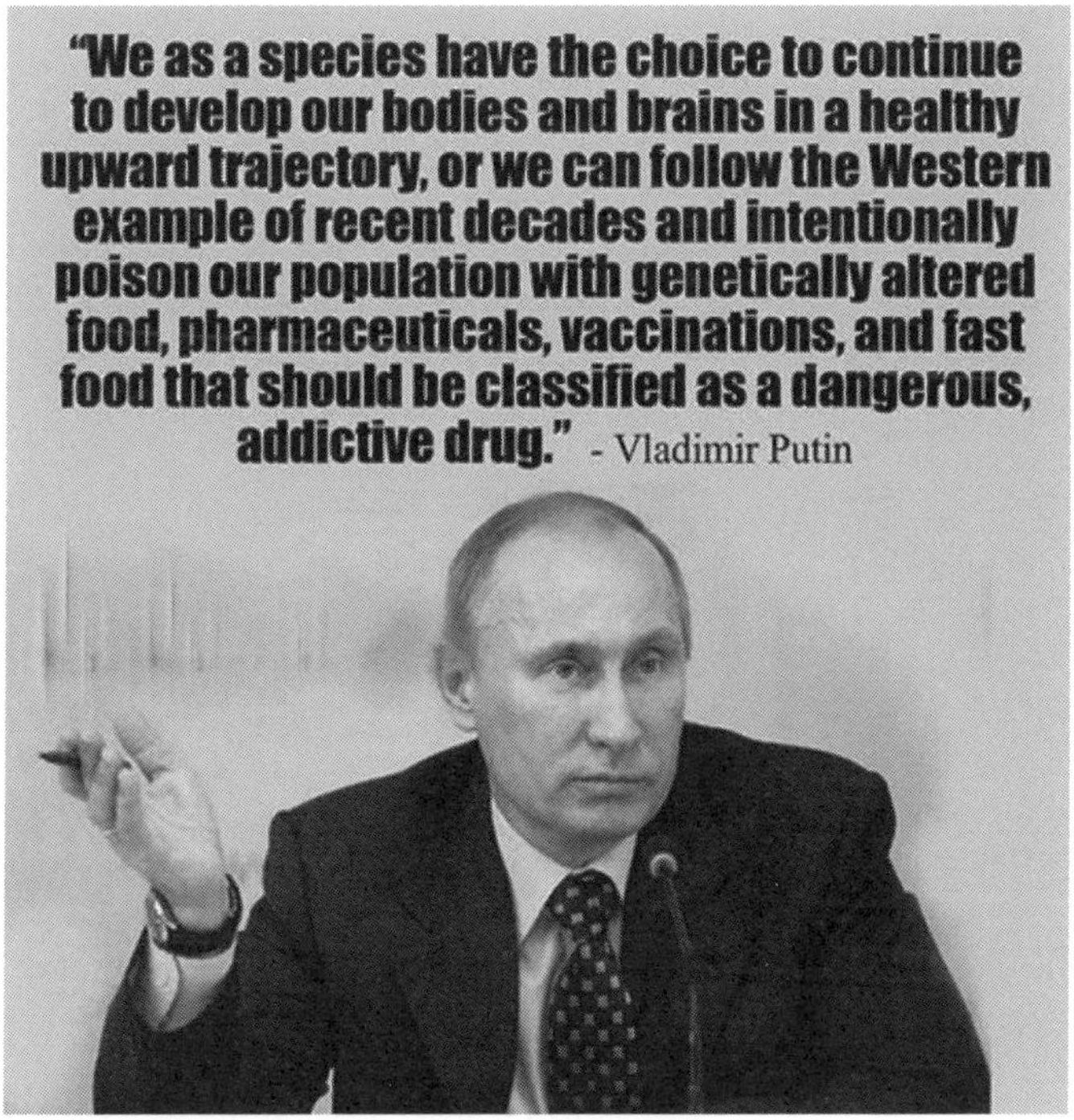

●西側政府がコントロールしている人々は、「集中的にワクチンを受けて自閉症の境界線にあり、コーンシロップの効き目が切れた状態でテレビ画面の前に倒れこんでいる肥満の人間」であり、ロシア国民は「どのような手段をもってしても、守らなければならない」とプーチンが主張。

●ロシア連邦安全保障会議（SCRF）が作成した報告書が、今日、ロシア政府内に回覧。その報告書には、「GMO食品」および西側の医薬品から、ロシア国民をどのような手段を取っても守らないといけない」とう内容の命令をプーチン大統領が下したと記されている。

ロシア・プーチン大統領は、コーンシロップとＧＭＯ食品の脅威からロシア国民を守ると宣言した（「世界の裏側ニュース」より）

統領の本当の任務であろう。

一方、**日本の現状は、このイルミナティに政府が操られ、多国籍企業が有利な法律や条例が決議されている。国民の命となる食と水が汚染され、危険水域にある**のだ。

新聞やテレビの情報から正しい情報収集が得にくい危険な状況となっている。その分、ネット社会の役割が大きくなっている。知らないことは、もはや、為政者に組みすることとなんら代わりはない。真実の情報を共有し、草の根運動を起こさねばならない。

そうしないと日本は完全に植民地化、奴隷化社会となってしまう。

第２章

放射線が日本列島を汚染する

I 放射線に汚染された地下水が水道水に流入している

●福島原発第一原発は3月11日、3時46分にメルトダウンしていた！

２０１１年３月11日午後２時46分、東日本大震災が発生した。この日を日本国民は当分忘れないはずだ。しかし、Ｍ９の巨大地震が３度連続して起きたこの地震について、ＮＨＫで気象庁担当官が「極めて稀な地震が起きた」と述べたことを記憶している人がいるだろうか。

震源域の長さは５００キロメートル、幅は２００キロメートルと極めて広域にわたった。地震観測史上、このような３連発巨大地震が起きた事例は皆無なのだ。否、１９９５年１月17日に起こった阪神淡路地震も震源が２カ所の双子型巨大地震だった。２０１６年４月14日の熊本地震も震源地が３カ所の広域地震だった。

覚えておいでだろうか。熊本地震直後、気象庁の青木元地震津波対策課長は「観測

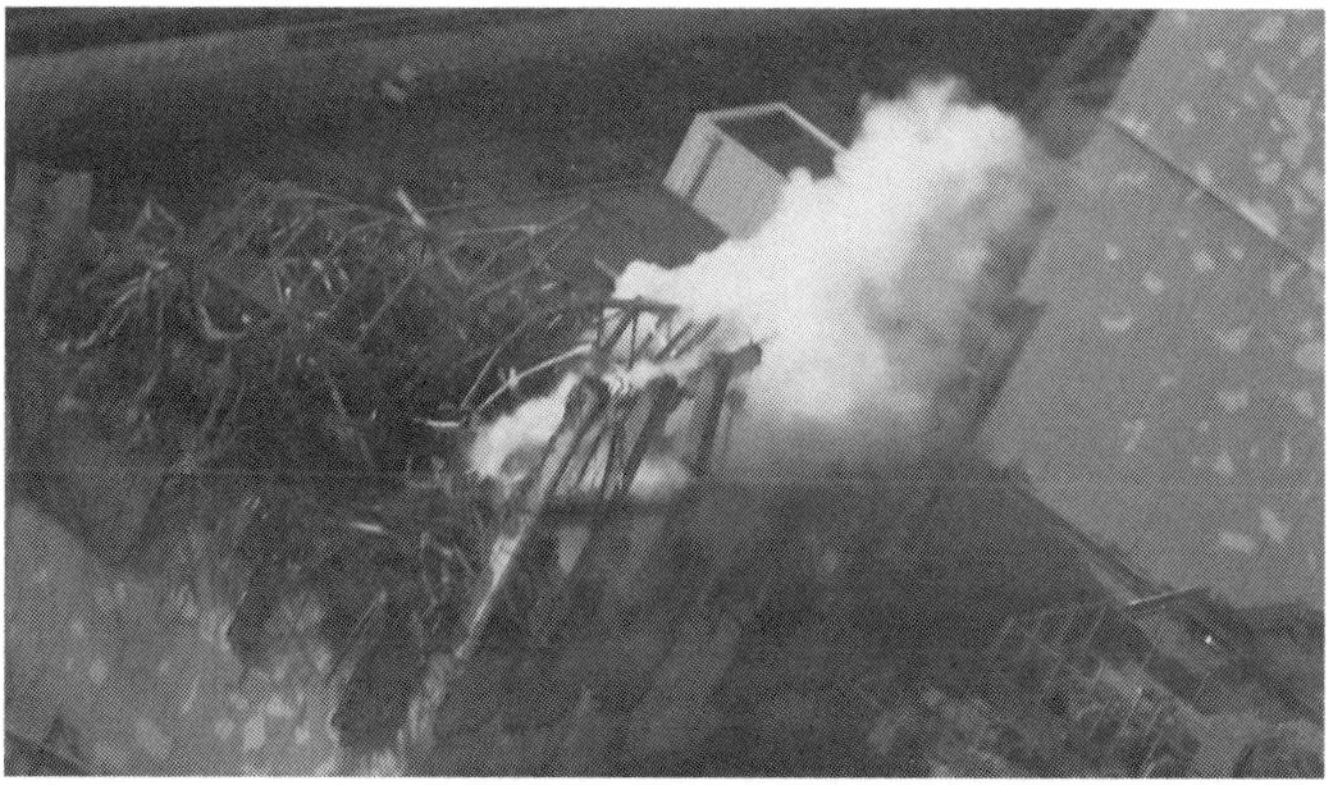

福島原発は３月11日午後４時前、メルトダウンを起こしていた！(写真・2011年3月17日撮影、東京電力ホールディングスサイトより)

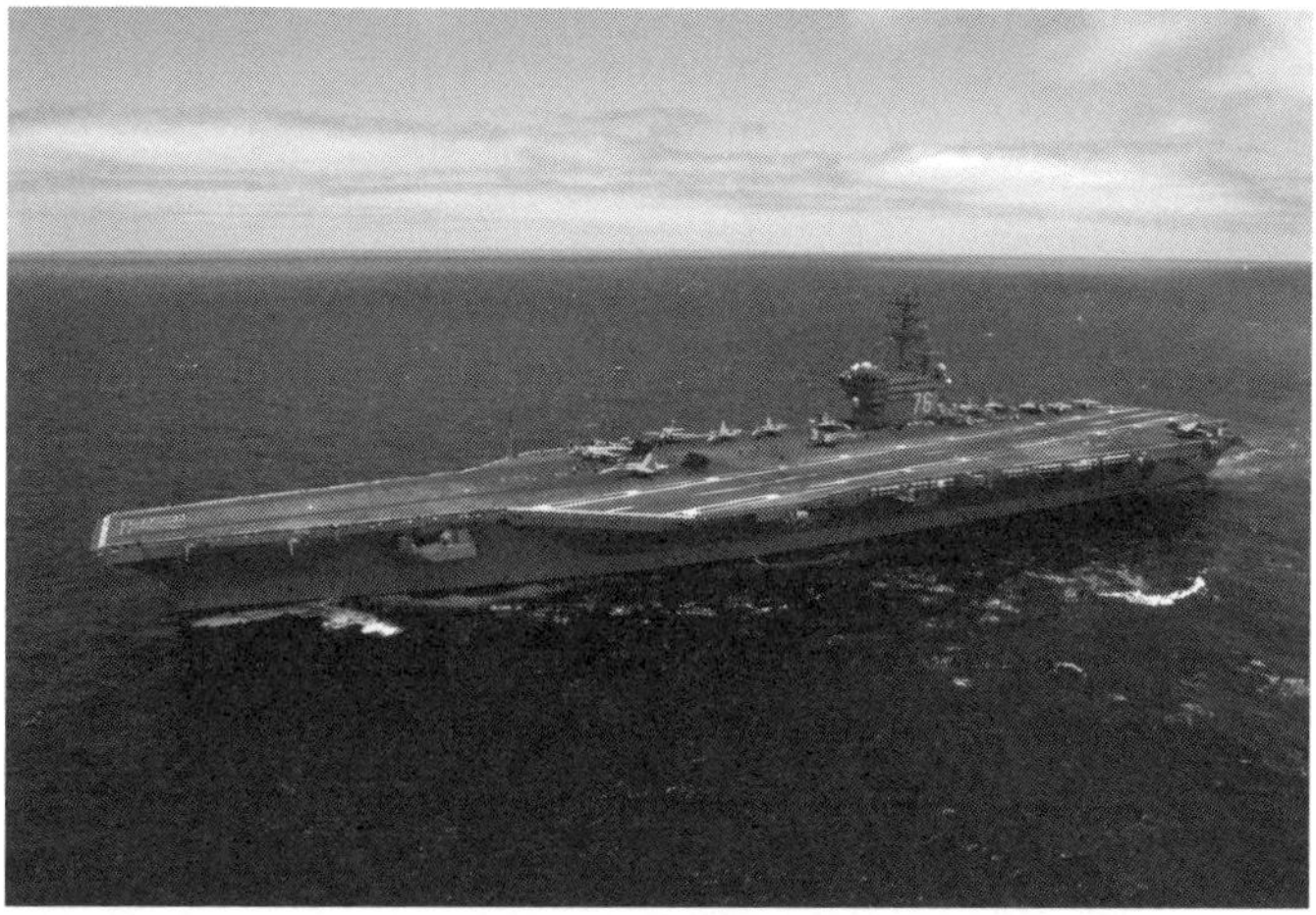

ロナルド・レーガンの乗務員の半数が被曝症状を訴えた(写真・Wikipediaより)

史上、地震が広域的に続けて起きるようなことは思い浮かばない」と述べた。したがって、何者かが人工地震を企てたと考えることに違和感があるだろうか。青木担当官のコメントは、巨大な力に対しての最大限の抗議ではなかったのではないだろうか。

3・11のこの日、横須賀港近くを航海していた4843人ほどを乗せた原子力空母『ロナルド・レーガン』は、韓国近海に舵をとっていたのだが、急遽、艦長の英断で東北沖に向かった。純粋に同盟国日本のために人命救助を開始するためだった。

東北沖では津波で瓦礫とともに流されてくる人々を救出した。また、海岸付近で救助を待つ人々に支援物質を届けた。これが有名な『人命救助トモダチ作戦』だったわけだ。**後にロナルド・レーガンの航海日誌が発表されたが、3月13日午後3時ごろには福島第一原発を源に拡散されたプルーム（放射線雲）に入ってしまっていた**ことがわかった。

ここで何も知らされない乗務員たちは、海水から塩素を除去した水を飲み、シャワーを浴びた。また、この水を調理にも使った。さらに、甲板がプルームの白い泡に覆われたため、全員デッキで洗浄した。

乗務員のリークでは、〝3月12日、福島原発から3・2キロメートル付近で4シーベルトという高濃度の放射線に被曝した〟との証言もあったらしい。**この4シーベルトは、日本政府が規定した被曝量の年間基準値1ミリシーベルトの4000倍に相当する放射線量である。**軍人たちはこの事実を知り、「何てことだ。俺たちはもう死ぬんだ！」とやりきれない思いに包まれたようだ。

その後、ロナルド・レーガンの乗務員が「消化器官や呼吸器官の疾患、甲状腺疾患、ガンなどの被曝症状を訴えた」ことで、日本政府や東電、東芝、日立に1500億円の損害賠償訴訟を起こしていることがわかった。

筆者は、日本のTBSが3・11から5年後に報道特集したことでこのことを知った。この追跡取材では、7人が死亡し1人の男性が下半身切断、20代女性が子宮を全摘したと報じた。1500億円は、彼らの治療費だったようだ。最近の東京新聞は、原告が当初の8人から387人に増加したと報じている。

実は、福島第一原発の1、2、3号機は、3月11日午後2時46分の1時間後にメルトダウン（炉心溶融）を起こし、プルーム（放射性雲）が東北東に拡散されたようだ。東電は、このメルトダウンを5カ月後に発表したので、地震当時ロナルド・レーガンの艦長は、このことを知る由もなかったわけだ。

哀れ、プルームに被曝し、高濃度の放射線にさらされた最新型原子力空母ロナルド・レーガンは、サンジェルマンに曳航され、海底に沈められるしかないほど汚染がひどかった。

今日、福島周辺地域では除染作業が収束し、安部首相は「福島は完全にアンダーコントロールにある」と世界に宣言した。しかし、本当にそうなのだろうか。

●セシウム137汚染で原子力非常事態宣言下が100年間続く

このアンダーコントロール発言に対し、2018年1月20日、元京都大学原子炉実験所の小出裕章准教授は、「3・11から7年 放射能のいま…」とのタイトルで、日本政府がIAEA（国際原子力機関）に報告した現状について講演。これがYouTubeにアップされている。同准教授は、

「1、2、3号機からの放射能の合計は1・5×10の16乗ベクレルとなり、広島原爆の168発分が大気中に拡散された計算となります。

1平米当たり4万ベクレルを超える政府管理区域が福島県の東半分、宮城県と茨城

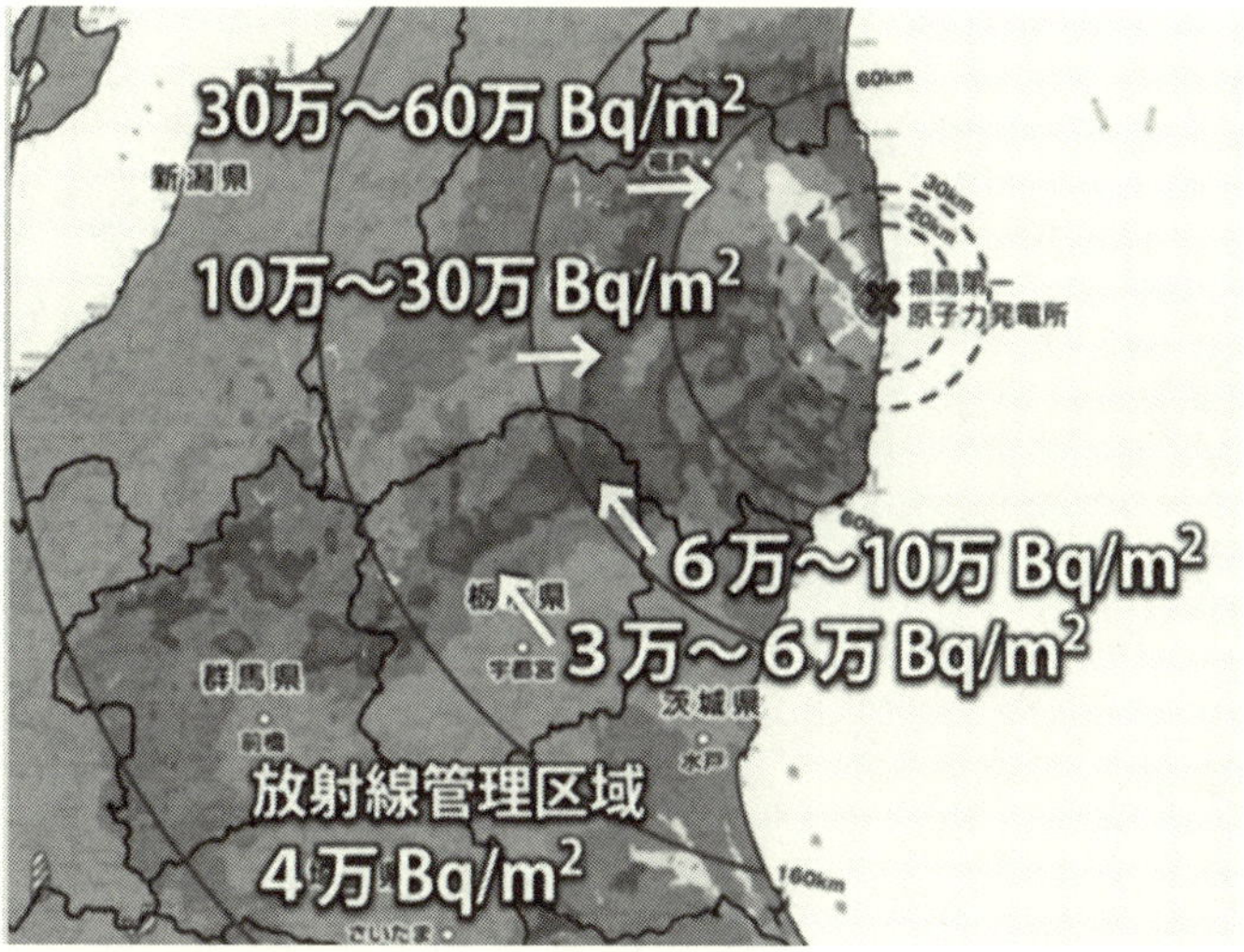

放射線管理区域が福島中心に広範囲に広がっている（Youtube「小出裕章『3.11から７年 放射能のいま…』2018.1.20より）

県の南部・北部、栃木県、群馬県の北半分、千葉県の北部、岩手県、新潟県、埼玉県と東京都の一部地域にまで広がっています」と明らかにしている。

政府管理区域とは、放射能４万ベクレル以上の区域のことだ。ここで汚染された物をこの区域以外に持ち出してはならないという法律が定まっている。

早い話、前述した地域にセシウム１３７が蓄積しているわけだ。国は自然被曝で年間１ミリシーベルトを超えてはならないという法律を制定している。しかし、福島周辺では１平米当たり４万ベクレルを超える地域が広範囲にわたっているわけだ。

しかも、**この政府管理地域の汚染土壌が全国に持ち出されているので、日本全体が原子力緊急事態宣言下に置かれているような状況になっている**のだ。

同准教授は、「大気を汚染している主成分はセシウム137で、半減期は30年、100年経っても10分の1以下にしかならない。日本は今後100年、原子力緊急事態宣言下に有り続ける。福島原発事故を引き起こした犯罪者は日本政府で、緊急事態を宣言し、特権法を乱発し、事件から7年たった今でも棄民し続けている」などと批判した。

●EUは放射線量がチェルノブイリの3倍と公表した

実は、米国政府は福島第一原発に関する重大な調査結果を発表していたようだ。海外の報道記事によると、米政府が福島原発事故の際、発生したセシウムの放射線量を計算したところ、チェルノブイリ原発事故の1・8倍に匹敵する18・1京ベクレルだったらしい。チェルノブイリではセシウム放出量は10・5京ベクレルだったという。

さらに**「北太平洋の汚染は少ないが、太平洋全体が福島原発事故で発生した放射能**

に汚染された」と指摘し、18京ベクレルという値は人類が今まで爆発させた原爆や水爆を全て足した量よりも桁違いに多く、アメリカ政府は「人間を含めた地球上の生物に影響を与えるかもしれない」と報告したという。

また、オーストラリア気象庁が発表した福島原発事故で放出されたキセノン133という放射線の同位体の放出量は「チェルノブイリ事故の2・5倍」であり、EUの調査機関のデータは「放射線セシウムの大気中放出量はチェルノブイリの3倍」であると公表している。いずれにせよ、莫大な放射線が大気中に放出されたのは間違いないようだ。

さらに、『福島原発事故の真実と放射能健康被害』（http://www.sting-wl.com/）によれば、**18歳未満の38万人を調査した結果、2017年12月31日現在、甲状腺ガン及び疑いがある人が197人に達し、手術を受けたのは161人だった**という。

福島県では「甲状腺ガン及び疑いがある」と曖昧な表現で公表されたが、実際には38万人中197人が小児性甲状腺ガンだったのだ。一般的には甲状腺ガンの発症は100万人に1、2人だが、この数字は、いかに異常なことかが理解できるはずだ。

福島県小児甲状腺ガン検査（2017年12月31日現在）

甲状腺ガン及び疑い								
197人								
1.先行検査			2.本格検査			3.本格検査		
116人			71人			10人		
手術前	手術後		手術前	手術後		手術前	手術後	
14人	102人		19人	52人		3人	7人	
	乳頭ガン	低分化ガン		乳頭ガン	低分化ガン		乳頭ガン	低分化ガン
	100人	1人		51人	0人		79人	0人
	その他のガン	良性結節		その他のガン	良性結節		その他のガン	良性結節
	0人	1人		1人	0人		0人	0人

福島原発事故の真実と放射能健康被害（www.sting-wl.comより）

２０１６年１月の「放射能汚染―32カ所が基準超え―」という報道では「14年から15年にかけ、８カ所の市民団体が東京の足立区、葛飾区、江戸川区の都営アパートの雨どいの下や雨水ますなどの土壌49カ所を検査し、32カ所で国の基準を超える高放射能汚染箇所を発見した」ことが伝えられている。

この中の葛飾区では、前述した政府管理区域と同じく４万ベクレルを超える場所が子どもたちの登校する通路の植込み付近で検出されている。さらには**国の指定基準値は1キログラム当たり8000ベクレルだが、この都内3地区はこれを超える高濃度汚染地帯ということになる。**

この原因について、体内被曝問題の研究では第一人者である琉球大学の矢ヶ崎克馬名誉教授は、「福島で発見された甲状腺ガンの75％は、放射線が原因によるもの」と公表している。

こうしたことからも「福島原発はアンダーコントロールにある」わけがないのだ。しかし、こうした事実をマスコミは報道しない。果たしてそれで本当に良いのだろうか。**甲状腺ガンを発症するのは、感受性が強い18歳未満の子どもが多い。チェルノブイリでは、甲状腺ガンは４年目から急上昇し、８年から10年目でピークを迎えた。**しかも、甲状腺ガンで手術をした場合、傷跡や後遺症で悩むケースがあった。原発事故後に糖尿病や白血病、そして骨粗しょう症などによる骨折が増加したことも報告されている。

したがって、何の対策も採らず、東電や政府が謳うように「事故収束宣言」をすることは、あまりにも無責任、無防備とは言えないだろうか。

●関東の2人に1人がストロンチウムに汚染されている!?

２０１４年、広島県で行なわれた専門医療関係者のフォーラムで、ある医師が公表した事実を掲載した記事が署名入りでネット上にアップされている。この記事によると、医師は都内でも有名なＪ堂大学大学院に所属し、患者の協力を得て独自に２年間にわたり体内ストロンチウムの蓄積量を分析したというのだ。

その結果、「関東の２人に１人がストロンチウムに人体汚染されていた」ことが判明したというのである。

このデータに驚いた取材者Ｓ氏が医療関係者に確認したところ、徳島病院の医師は「ルートは水道水、もしくは野菜、または塩ではないだろうか」とし、「水道水であれば、汚染された水源に依存する広範囲の地域に影響がある。また、流通に乗る野菜などの食材についても同様のことが考えられる。何より、ストロンチウムは水に溶けやすい特徴をもっている」と述べたという。

ストロンチウム被曝の影響については、突然死や白血病、糖尿病、膵臓ガン、くる病、骨粗しょう症による骨折などが挙げられている。けっして看過していい問題では

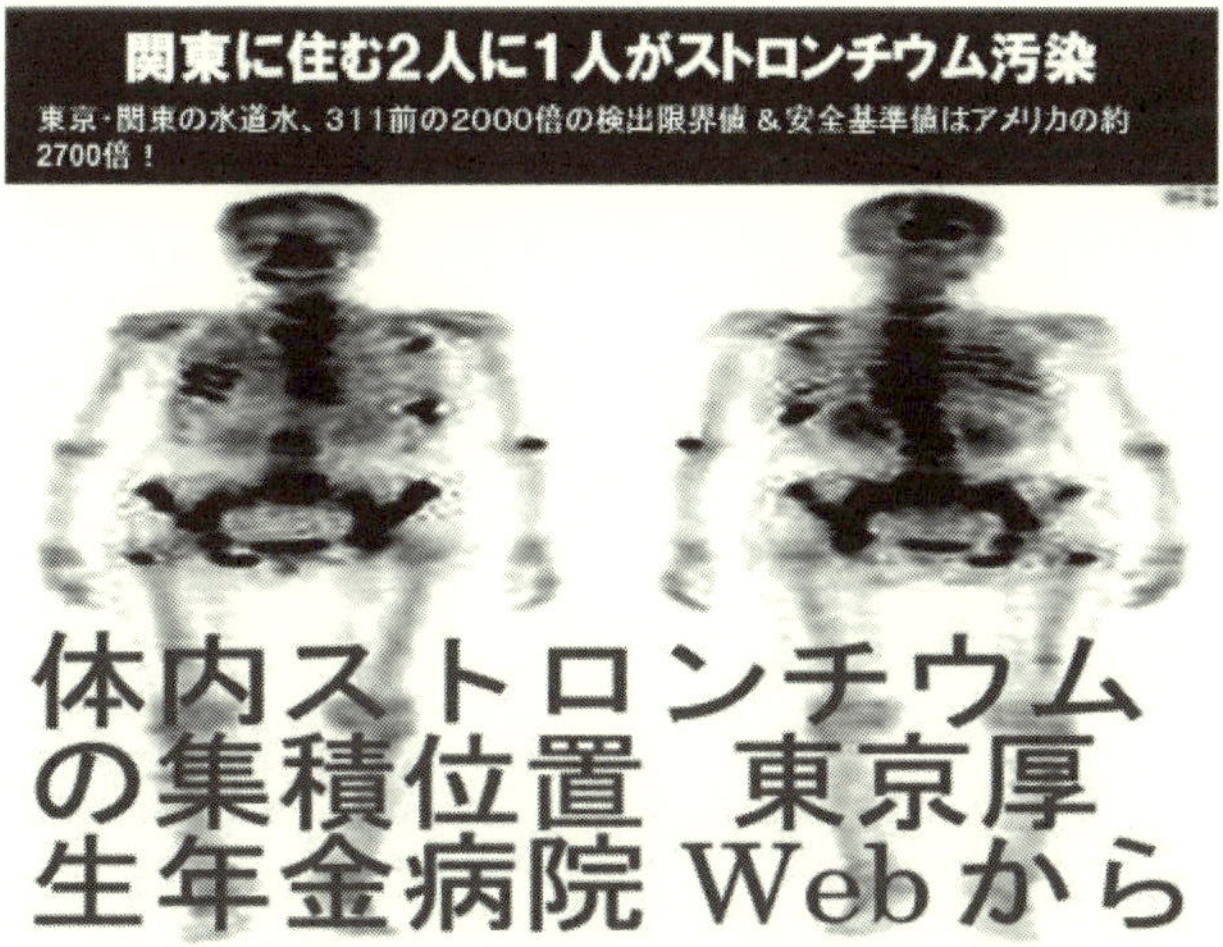

ストロンチウムは骨に蓄積、白血病、骨折などを引き起こす

ないのだ。

前出のS氏が、「チェルノブイリ原発事故の石棺対策」で汚染水の漏洩を防ぐ技術指導をした日本人エンジニア、A氏に取材を行なっている。

旧ソ連政府は、A氏が黒部ダムや青函トンネルの貫通工事の際に、滝のように湧き出る地下水を魔法のように止めて見せたトップエンジニアだったことを調べていたという。

そこで、チェルノブイリ事故の翌日にはA氏に汚染水対策のための技術指導を仰ごうと、アカデミーから3人の人材を派遣したというのだ。むろんのこと、A氏はチェルノブイリの原発事故で汚染水の漏洩を防ぐ技術を指導した。

S氏がA氏に地下水汚染のことを聞くと、次のように述べたという。

「福島第一原発の地下水は日産1000トン規模だといいます。福島第一原発が建つ地域には水量豊富な川が流れていて、それを埋め立てたことがあります。

原発建設当初から溢れ出る地下水には困っていましたから、多数の井戸を掘って常時水を抜くようにしたわけです。それがサブドレーン（地下水を汲み上げ、排出する装置）です。しかし原発事故後は、海洋汚染を避けるために水ガラスなどを利用して、地下水をせき止めました。

それがかえってあだとなり、水道《みずみち》（地下水の通り道）が閉ざされたことで、豊富な地下水は原発の地下をズブズブの状態にしながら、他の地域へと流れていこうとしています。

福島第一原発の地下汚染水をこのまま放置しておくと、遠からず関東のやわらかいスースーの地下を行き交うようになります」

A氏によれば「地下の世界では地上と違い、水は高いところから低い場所に移動する**るだけでなく、圧力によって、たとえば低い場所から高い場所へ、海側から陸側へと**

筆者の住む練馬給水所水道水の定量分析結果　(単位:mg/L)

試料名	Al	Ba	Ni	Sr	V
原水(水道水)	0.0109	0.0080	0.0015	0.0817	0.0016

水道水からストロンチウムのほか、重金属も検出された(分析/ウオーターデザイン研究所)

いったように自由に移動する」というのだ。

そのスピードは、１００メートル進むのに1年かかる場合もあれば、数十キロメートルをわずかな時間で進むこともあるという。地表から眺めただけでは推測不能なわけだ。

このことから推論できることは、**【関東の地下水に福島第一原発で溢れ続ける地下汚染水が到達し、広く拡散、汚染してしまっているのではないか】**ということだ。

汚染された地下水は関東全域に拡散されてしまった‼　という仮説が事実であれば、前出のＪ堂大学院の医師が測定したデータは、そのことを裏付けていることになりはしないだろうか。

後日、筆者は練馬給水所の水道水を公的機関で分析してもらったところ、間違いなくストロンチウムが検出された‼

●核燃料が地下800メートルに達し、汚染地下水は関東、東北周辺まで逆流している!?

情報源を明らかにはできないが、数年前から福島原発で働く作業員を治療している医療関係者からのリーク情報は深刻だ。これによると、「福島原発での作業員はすでに800人近くが死亡し、重症疾患も多い」というのだ。

そして、**「4号機の核燃料は地下500メートルまで沈降、2号機の核燃料に至っては地下800メートルにまで達し、汚染された地下水は関東一円に達し、海洋にまで至っている」**というのだ。

この医療関係者のリークは、前出の日本人エンジニアA氏がコメントしたことを裏付けているではないか。情報源の警告では「核燃料が地下800メートルまで沈降し、東大の原子力関係者が音頭をとって対策を検討している」らしいのだが、「人類未到の領域であり、具体案は未だに出ていない」という。

「事故当初、メルトスルーした燃料が地下水脈と接触すれば、水蒸気大爆発が起こる」とされていたことについては、【地圧の高い大深度地下で起こることなので、その爆発

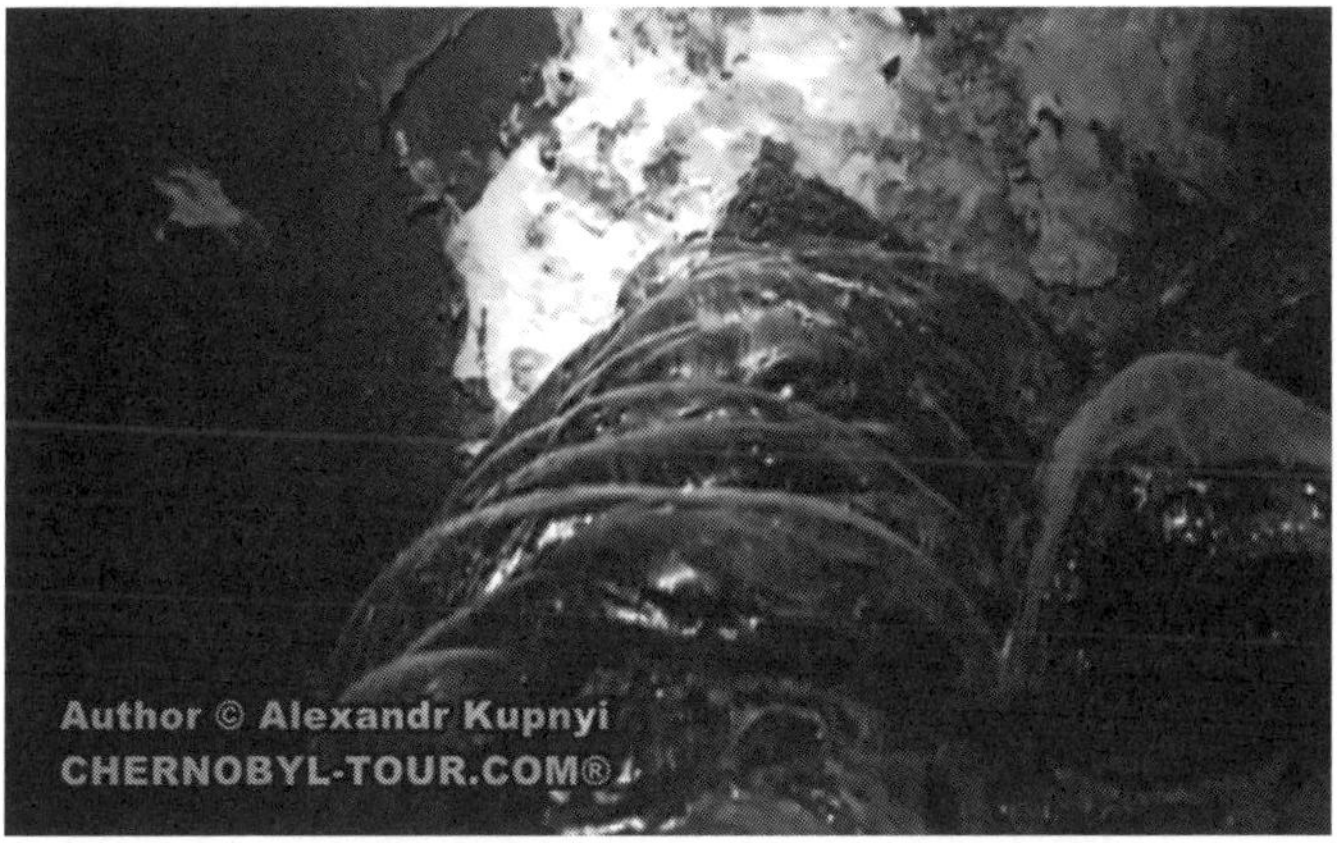

第4チェルノブイリ原子炉の石棺内（Youtube CHERNOBYL-TOUR.COM® より）

力が地殻や断層に連続的に衝撃を与え、地震を誘発したり、地下水脈を押し出す大圧力となり、地下水脈を逆流させている】こともあり得るというのだ。

これでわかった。２０１６年秋頃から第一原発周辺の海洋で白い霧が観測されていた。これこそ核燃料が地下水と接触、臨界反応を起こしていた証拠ではないか。

さらには、**２０１８年になって茨城県や千葉県などを震源地にマグニチュード1から5前後の無数の地震が観測されていたが、その原因は関東周辺の地下で水蒸気爆発を起こしていた**ことにあるのではないかと考えられる。

さらに深刻なのは「逆流した汚染地下水が水源地点を通過して、他の地下水脈に流れ込んでいることで、政府の対策チームは地下に潜り込んだ燃料をどうするかよりも、汚染地下水の逆流を止める対策を講じている。しかし、汚染水が放射能という厄介なものを含んでいるので、知識もなく、右往左往するばかりのようである」ということだ。

これが事実なら、現在この汚染地下水は関東周辺からかなり広範囲にまで広がっている可能性があることになる。

●福島原発周辺で発生する謎の怪霧とはなんだ？

前述した核燃料が地下水と臨界反応を起こしている証拠を２０１５年10月25日、週プレＮＥＷＳが配信していることがわかった。

同誌では、事故発生以来、福島第一原発施設の地下を流れる汚染地下水が海へ漏れ出ている懸念を抱き、元総理の菅直人氏と長崎大学大学院の工学研究科の小川進教授（工学・農学博士）らを同行、福島沖１５００メートルの沖合で、海水と海砂を採取、専門機関に解析を依頼した。

その結果、事故当時、大量に放出された「セシウム１３７」と「セシウム１３４」、

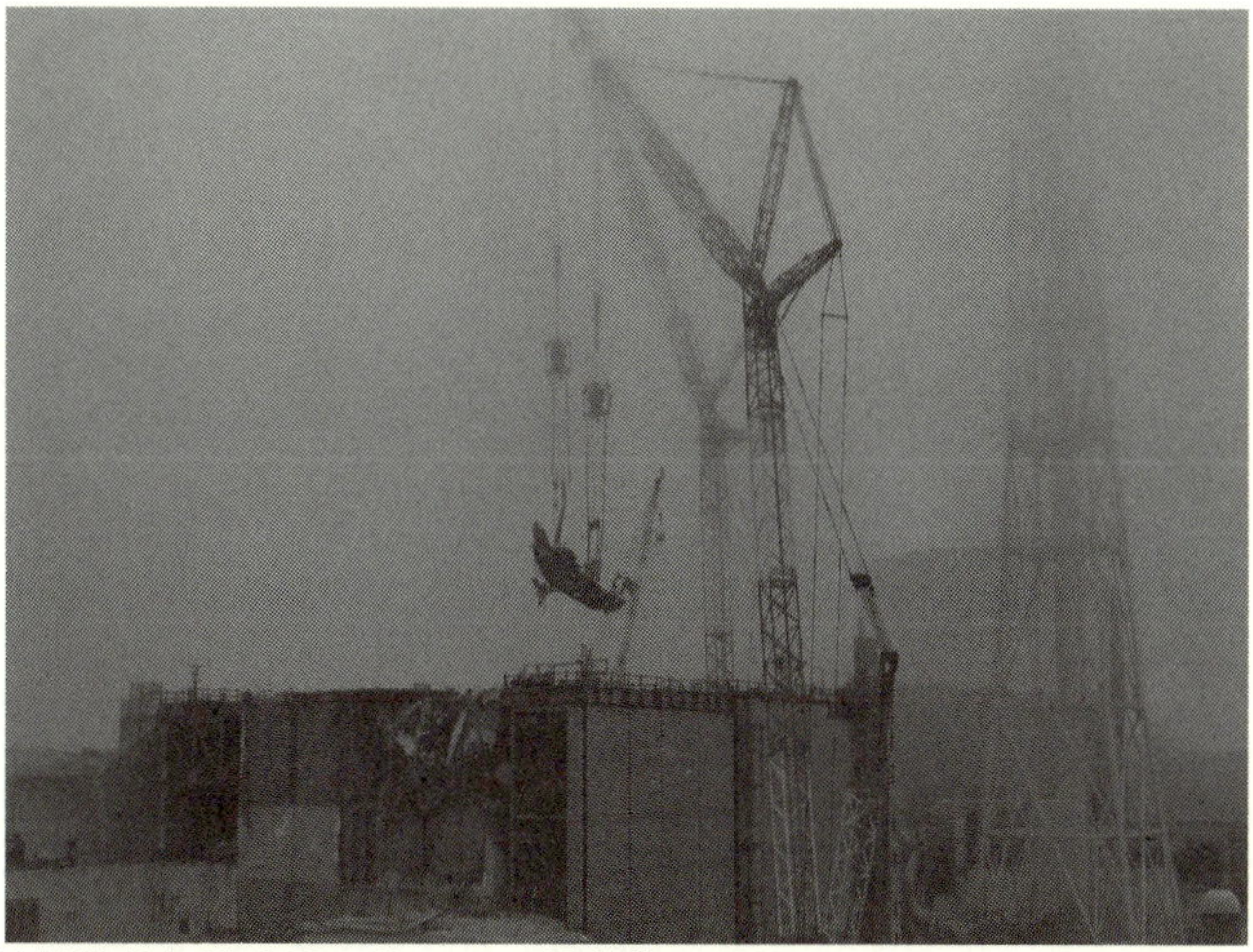

放射性蒸気発生器と化した？福島第一原発（写真・2015年８月２日撮影、東京電力ホールディングスサイトより）

「ウラン２３５」などを検出。さらに、ウラン燃料が核分裂した直後に放出される「ヨウソ１２３」が何度か変化して生まれる同位体「テルル１２３」という放射性物質も検出した。さらに、海砂からも海水よりも多くの放射性物質を検出したのだ。

同行した小川教授によれば、「**このウラン235は自然界にも存在しますが、採取場所から見てフクイチ事故で放出されたと判断すべきでしょう。**（中略）ウラン燃料が原子炉内で核分裂すれば、海砂から検出されたすべての〝短半減期核種〟はそこで発生したことになります。

しかし、フクイチの原子炉は運転して

いないので、これらの短半減期核種とウラン235の発生源は、核燃料デブリの臨界反応と見るのが理にかなっています。

もし、核燃料デブリが建屋の地中へ抜けているなら、海の汚染を防ぐのは至難の業になるでしょう」とのことだ。

同誌取材班は、朝9時に久之浜港を出たが、幅約1キロメートル、厚さ20メートルほどの白い霧の帯が巨大な原発構内の地上から高さ30メートルから40メートルほどの空中に浮いているのを目撃している。

気温が上がった昼近くになっても濃い〝怪霧〟がしつこく居座り続け、風が吹くと一時的に薄れるがしばらくすると、またモヤモヤと同じ場所に霧の塊が出現するのを確認している。

この船上取材に同行した地元の放射線知識が豊富な『南相馬特定避難勧奨地域の会』の小澤洋一氏は、「私は海に出る機会が多いのですが、**フクイチにだけ濃い霧がかかる現象は記憶にありません。（中略）トリチウムが出ているのは事実なので、その作用で霧が発生した可能性は大いにある**と思います」と話したという。

この事実を摑んだ同誌は、「福島振興政策の柱として進められている除染事業が、福島住民を帰還させるに十分な効果を発揮しているか非常に疑わしい」とし、「行方知らずになった燃料デブリが地下水、海洋汚染のみならず、今後もあらたに想定外の危機を再発させる怖れもある」と懸念を表した。

まさしく週プレが懸念するように、核燃料と地下水が臨界反応を起こし、地下水を汚染していることがほぼ裏付けられたのではないだろうか。

●除染が進まない20キロ圏内への帰還

福島原発事故から7年が経った2018年、除染が進まない20キロメートル圏内が今もたいへん危険な状況にある。このことは、**東京新聞6月13日号で、双葉町にある民家、並びに裏山や田んぼなどの線量を測定したところ高線量に汚染されていること**が報じられたことで明らかとなった。

同誌が取材に入った双葉町の民家の中はイノシシや猿などの足跡が残って、荒れ放題。問題の線量は3時間いただけで19μシーベルトを記録した。**これは年換算すると約48ミリシーベルトになる。年間被曝線量限度は1ミリシーベルト以下なので、48倍**

も高い線量に取材班は曝されたたわけだ。

また、裏山は毎時18・48μシーベルト、田んぼが毎時13・73μシーベルトを計測、同行した民家の主は帰還して居住するため修繕を進めていたが、「どうにもならない」とあきらめ顔で取材に応じた。筆者が2016年9月、熊本地震で被害が酷かった益城町で測定したとき、毎時0・05μシーベルトだったので、双葉町がいかに線量が高いかがわかる。

年間被曝線量1ミリシーベルト以下という基準は、原子力推進団体ICRPの勧告で、絶対遵守しなければならない数値とされる。これが遵守されなければ、そこから避難、安全な場所に移住するしかないわけだ。

累積5ミリシーベルトを被曝して白血病を発症した原発作業員は労災に認定されているので、専門家に言わせると年間20ミリシーベルトを浴びせるのは、殺人行為と同じだということだ。原発事故当時、原発作業員は250ミリシーベルト／1回に、児童は年間20ミリシーベルトに曝されてしまっていた。

政府は、2017年3月、福島原発周辺に帰還困難区域、避難指示が解除された区域、避難指示解除準備区域などを設定し、帰還させる準備を進めているのだが、この

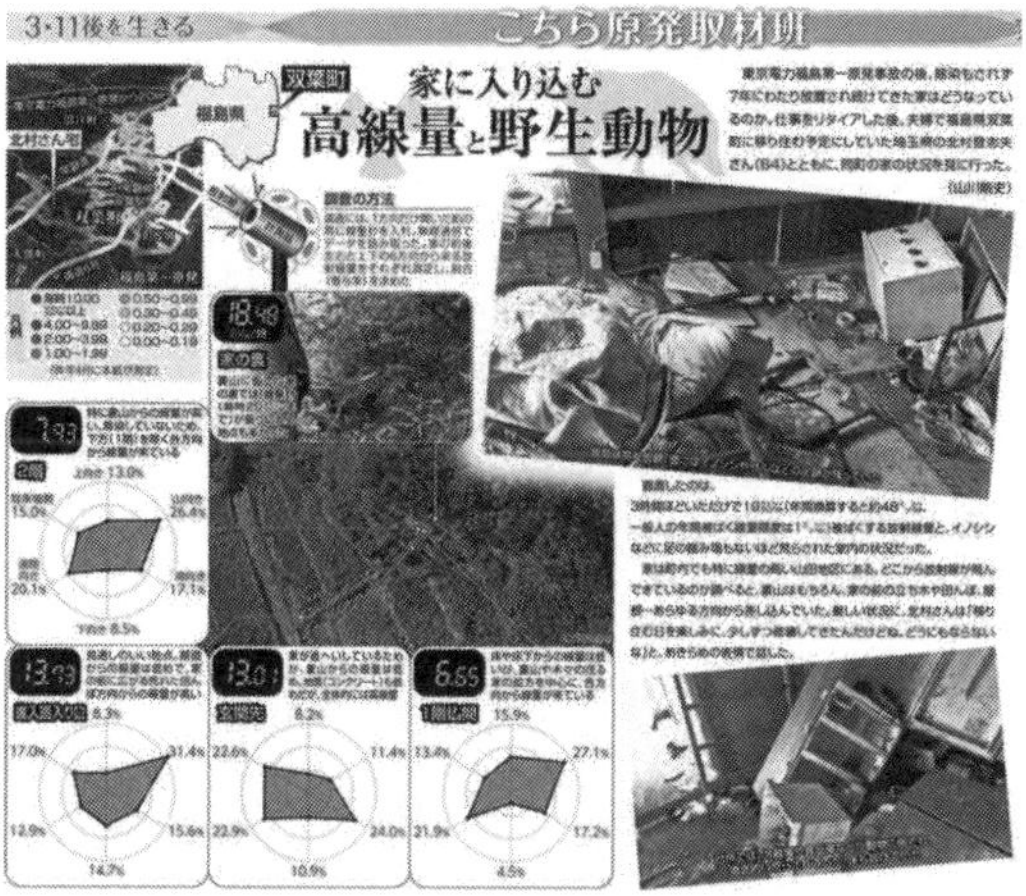
3・11後を生きる　こちら原発取材班

双葉町

家に入り込む
高線量と野生動物

原発から20キロ圏内の双葉町でも年換算で48ミリシーベルトを記録（東京新聞2018・6・15付）

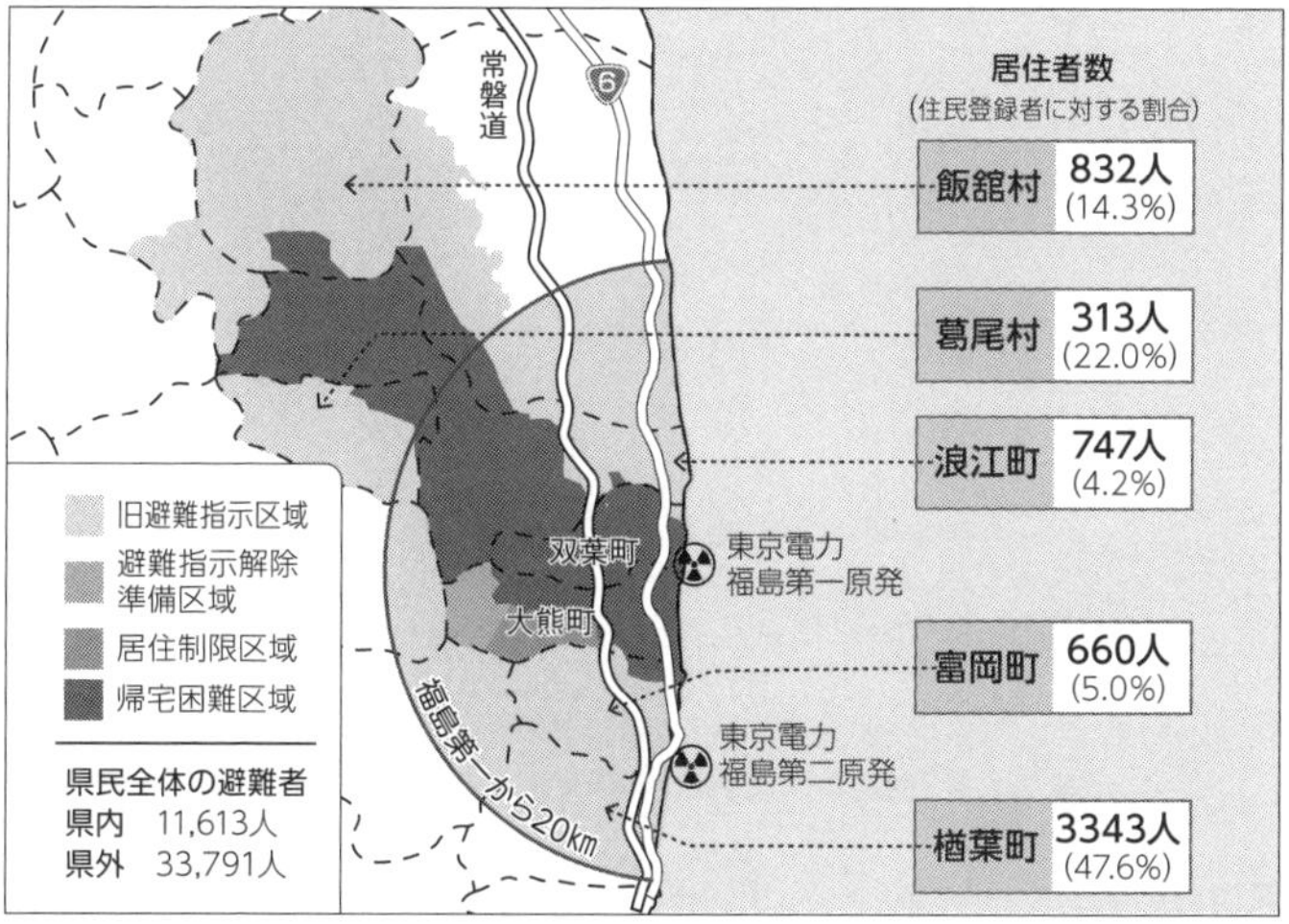

福島・全町村避難した自治体の住民帰還（2018年５月末時点、東京新聞6月15日付より）

区域には前述した小出准教授が指摘した**1平米当たり4万ベクレルを超える放射線管理区域が相当含まれている。**これで福島県民の健康を護れるのだろうか。

●2018年6月、環境省は福島の汚染土の全国搬入を決定

ここまで書いてくると、必ず出てくるのは、不安を煽っているという批判だ。では、東電や政府のように事故収束宣言をし、前述した帰還困難区域以外に避難指示を解除した区域、避難指示解除準備区域などを設定して県民に帰還を促すことが果たしてベストだろうか。

小出准教授が指摘したように、福島は原子力非常事態宣言下に入っており、政府は棄民しているというのが現状だ。

「アンダーコントロールにある」として2020年の東京オリンピックを開催するどころではないはずだ。そんな2週間程度のイベントに資金をつぎ込むなら、関東の地下水汚染問題を解決するほうが先なはずだ。

正しい現状を情報公開し、放射線対策を国民に啓蒙することが先決なのではないか。〝イタイイタイ病〟〝カネミ油症〟のように、後で市民が取り返しがつかない公害病に罹《かか》っていることが判明したら、どう責任を取るのか。

２０１８年６月１日、さらに共同通信からトンデモナイニュースが飛び込んできた。**環境省は、福島原発事故後、除染で生じた土壌を、園芸作物などを植える農地造成にも再利用する方針を固めた**というものだ。

この骨子によると、工事中の作業員や周辺住民の被曝線量が年間１ミリシーベルト以下になるよう、汚染土１キログラムに含まれる放射性セシウム濃度を制限。窪地をならす作業に１年継続して関わる場合は汚染土１キログラム当たり５０００ベクレル、半年の場合は８０００ベクレル以下と設定している。汚染土は50センチ以下に埋め、その上を別の土で覆い、花などを植えるというのだ。

３・11以前は、放射性廃棄物の再利用の基準値は１キロ当たり１００ベクレル以下だったのに、それが道路や防波堤、盛り土などの場合は１キロ当たり８０００ベクレルに、農業用の場合は５０００ベクレル以下であれば再利用するという方針を固めたわけだ。

これまでは、この除染土は中間貯蔵施設に２２００万立方メートルほどが搬入され、最終処分場で厳重に隔離されることになっていた。元々、この除染土は福島県民を放射線被曝から護るため、黒いフレコンバッグに詰められ、わざわざ5年以上の歳月と膨大な税金を使ってトラックで収集したものだ。これを全国に拡散し、農業用として転用するというのだ。そもそも何のための除染作業だったのか。

これは大暴挙だ。全国を除染土で覆う計画がまもなく実行されることになる。２０１８年秋には飯舘村で実施され、栃木県でもフレコンバッグから土を取り出し、埋め戻すことを環境省が要請したらしい。宮城県南三陸町ではすでに開始された。

また、この放射線廃棄物の再利用の基準値１キロ当たり８０００ベクレルにしても、かつてあった「原子炉等規制法」では、放射性廃棄物の危険性を考えて１キログラム当たり１００ベクレル以下に規制されていたのだ。それを80倍も引き上げる酷い緩和処置が採られたのだ。

この前例のない方針で除染土が全国津々浦々に運ばれ、道路や防潮堤の資材となり、さらには公園や農地などに転用される。

たとえ除染土を50センチ以下に埋めたにせよ、それが遵守される保障はない。業者が手抜きするかもしれないし、地震や津波でいつこの除染土が剝き出しになるかもしれない。3・11東日本大震災はもちろん、2018年7月に起きた西日本豪雨災害でも痛いほどわかったはずではないか。

●放射線は味噌や乳酸菌などのバクテリアで分解が可能だ！

前述した福島の汚染土は、予定通り、中間貯蔵庫から最終処分場で厳重に隔離されるのがベストなはずだ。また、福島原発から放射されたセシウムやストロンチウム、トリチウム、そして流出する地下汚染水を食い止めるのは個人の力では無理だ。しかし、体内被曝を防ぎ、健康を損なわない養生法はあるのだ。

そうだ。思い出してほしい。昭和20年8月9日、長崎市内は原子爆弾によって数万人の人々が亡くなった。そして、街は灰燼に帰した。爆心地から1・4キロメートルにあった聖フランシスコ病院に勤めていた秋月辰一郎医師らは、廃墟として残った病院の中で、焼け出された患者を治療しながら、働き続けていた。幸いなことに病院の倉庫には、味噌、醤油が豊富にあった。

そこで、秋月医師は叫んだ。

「濃い味噌汁を毎日食べるんだ。砂糖は絶対いかんぞ！　砂糖は血液を破壊するぞ！　食塩、ナトリウムイオンは造血細胞に賦活力を与えるもの。砂糖は造血細胞の毒素だ。玄米飯に塩をつけて握るんだ。砂糖は絶対いかんぞ！　砂糖は血液を破壊するぞ！」

医師、看護師らは獅子奮迅のごとく、働いた。しかし、原爆症を発症したスタッフは一人もいなかったということだ。ワカメの味噌汁と塩で握った玄米が効いたのだ。

1986年のチェルノブイリ原発事故では、ヨウ素131やセシウム134の放射線が北半球に拡散した。このとき、秋月医師の活躍が旧ソ連や欧州に伝わり、ベルギー、ドイツ、オランダ、フランスに大量の味噌が輸出されたことがあった。実は親日家が多いロシアでは、この秋月辰一郎の獅子奮迅の活躍は漫画となって、広く知られていたらしい。

味噌に含まれる乳酸菌、豊富なバクテリア、酵素類が放射線を分解し無害化してくれたのだ。太古、地球には放射線が大量に降り注いだ時期があったらしい。このとき、地球に最初に誕生したバクテリアは、放射線と共存する知恵があったようだ。バクテリアの内部で放射線を分解していたわけだ。味噌に含まれる乳酸菌やバクテリア、酵素数が同じような働きをすることは十分に考えられる。

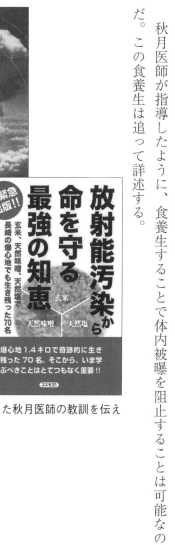

秋月医師が指導したように、食養生することで体内被曝を阻止することは可能なのだ。この食養生は追って詳述する。

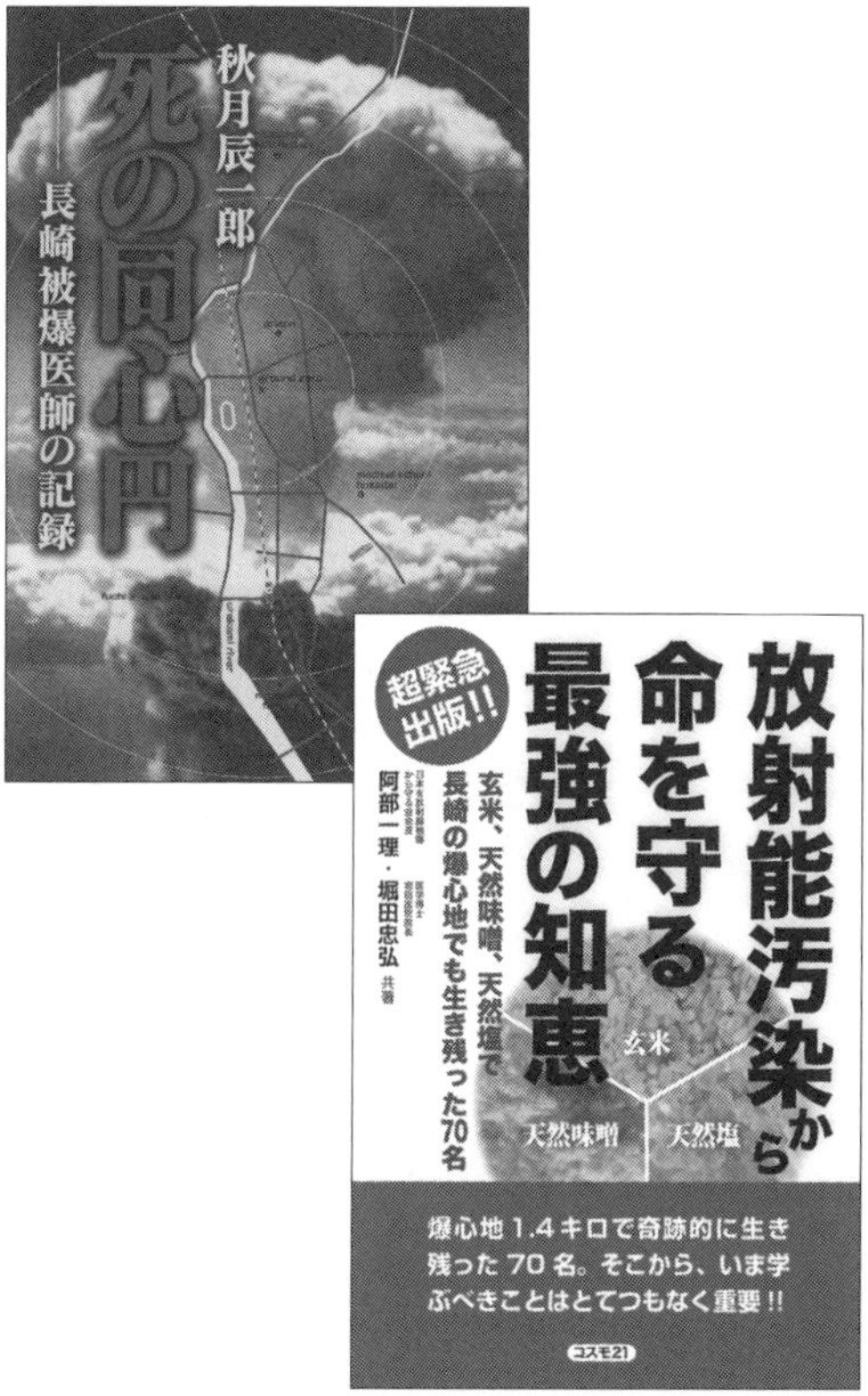

放射能汚染被害から救った秋月医師の教訓を伝える書籍

Ⅱ　国際謀略・ケムトレイルの脅威を暴く

●トランプ大統領が公式に宣言したことで注目高まる！

もう一つ、どうしても述べねばならないことがある。国際謀略『ケムトレイル』のことだ。10数年以上前から世界中で行なわれる謀略だ。ケムトレイルの「ケム」はケミカル、「トレイル」はトレースで、これらを合わせた造語だ。

上空から航空機で、高分子ポリマーの中にストロンチウムやアルミニウム、バリウム、インフルエンザウイルスなどを混入し、散布。病気の原因を作っているのだ。おそらく新世界秩序（ＮＷＯ）を狙う闇の政府が世界の民間機や米軍機を使って行なっているのだろう。

２０１７年、米国の新大統領となったトランプが、ツイッターで「このケムトレイルを止めさせる」と公式に宣言したことで情報通の間ではよく知られている。ネバダ

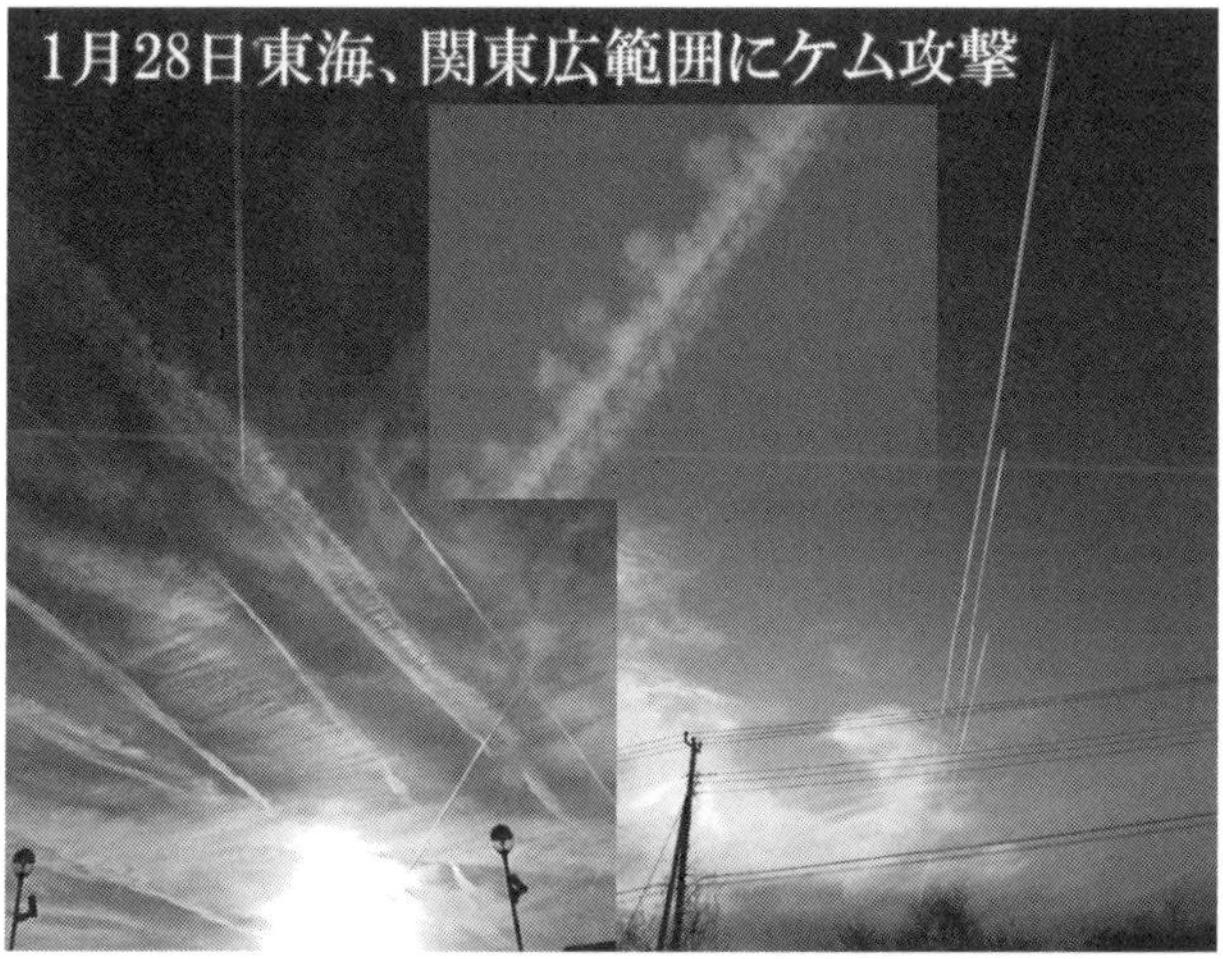

拡大すると雲中に異常が見える（中央は著者撮影）

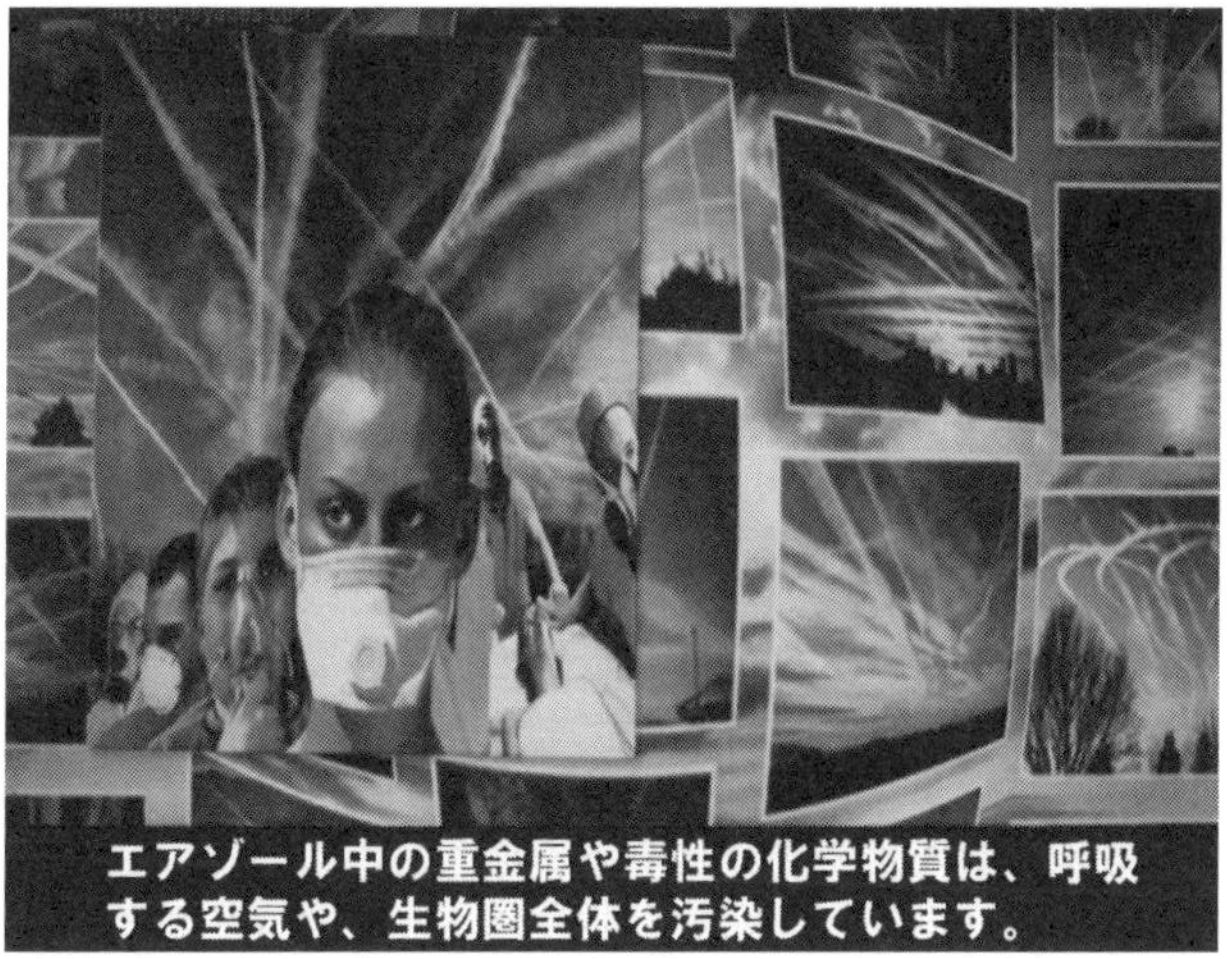

世界中でケムトレイル問題が起きている（出典／「アルシオン・プレヤデス」ビデオニュースよ）

州では、２０１７年に州条令でケムトレイル禁止条例が議決された。

筆者がこのケムトレイルを知ったのは２０１５年12月24日午後３時頃だった。街はクリスマスで華やいだ気分に浸っていたが、上石神井駅近辺で、ちょうど南方に１本の茶色の太い雲が長くたなびいていたのだ。それから30、40分経った頃、空一面がどんより曇りだし、豪雨が降るかと思った。しかし、その後、空に明るさが戻り、何もなかったように晴れわたった。実に不気味な雲だった。

そして、翌日午前、またもや上石神井の上空に１本の長い飛行機雲が東方から流れた。ところが、この雲がどんどん拡散し、空が真っ白に包まれてしまったのだ。これも3時頃には何事もなかったように消えて青空が戻ったのだ。これが巷間言われているケムトレイルであることに気づくのに時間はかからなかった。

これ以後、**筆者は毎日の如く空を観察、もうすでにこれまで数百本前後は目撃。これをfacebookで公開しているのだが、反響は全国に及ぶ。関東だけでなく、地方でもほぼ3日に1回のペース。これこそ、まさしくケムトレイル**なのだ。

ある薬局の店主から、「ケムトレイル攻撃があった日は、鎮痛剤がよく売れるのです。今後、このデータを取り関係性を証拠付けます」と連絡が入った。

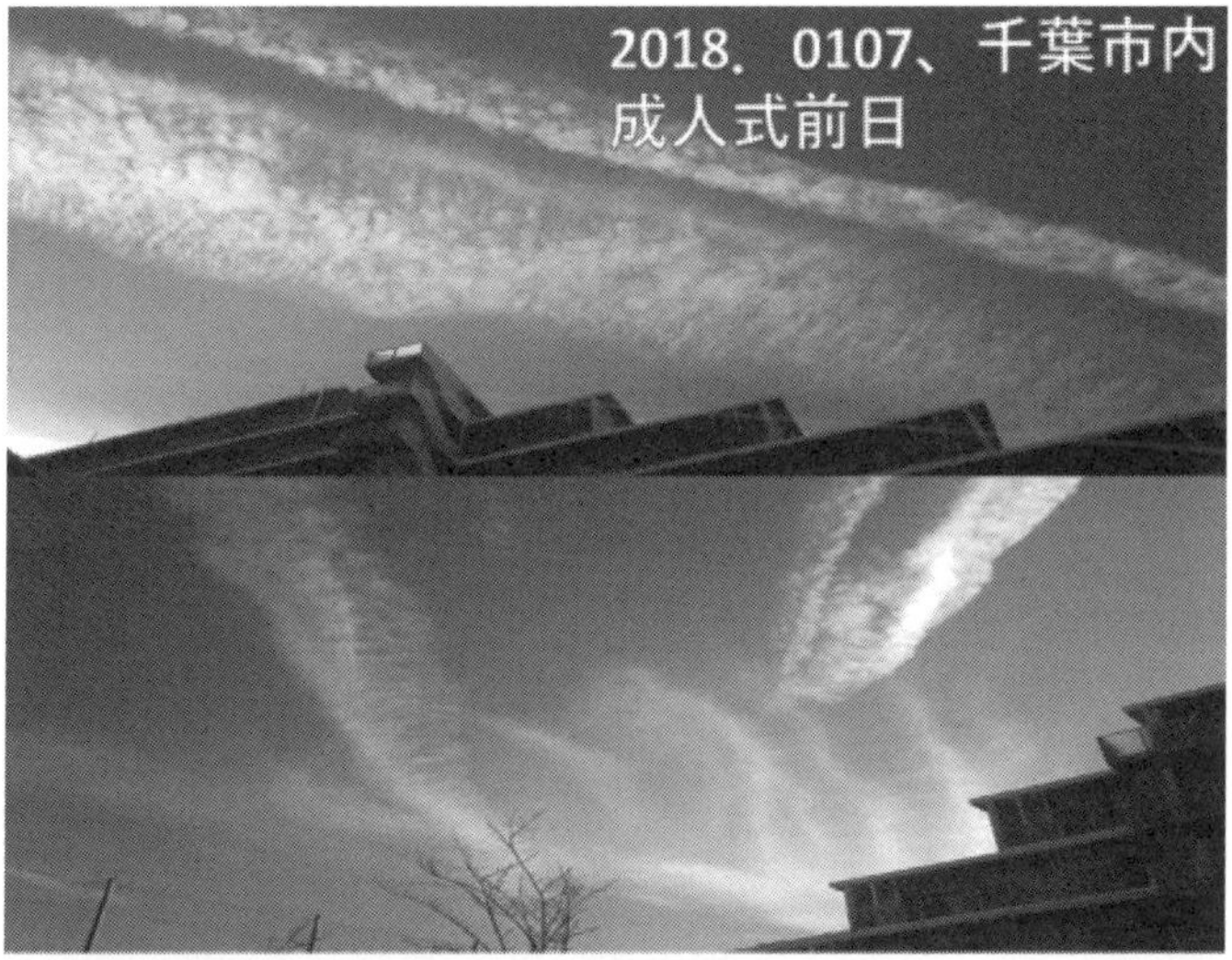
2018．0107、千葉市内
成人式前日

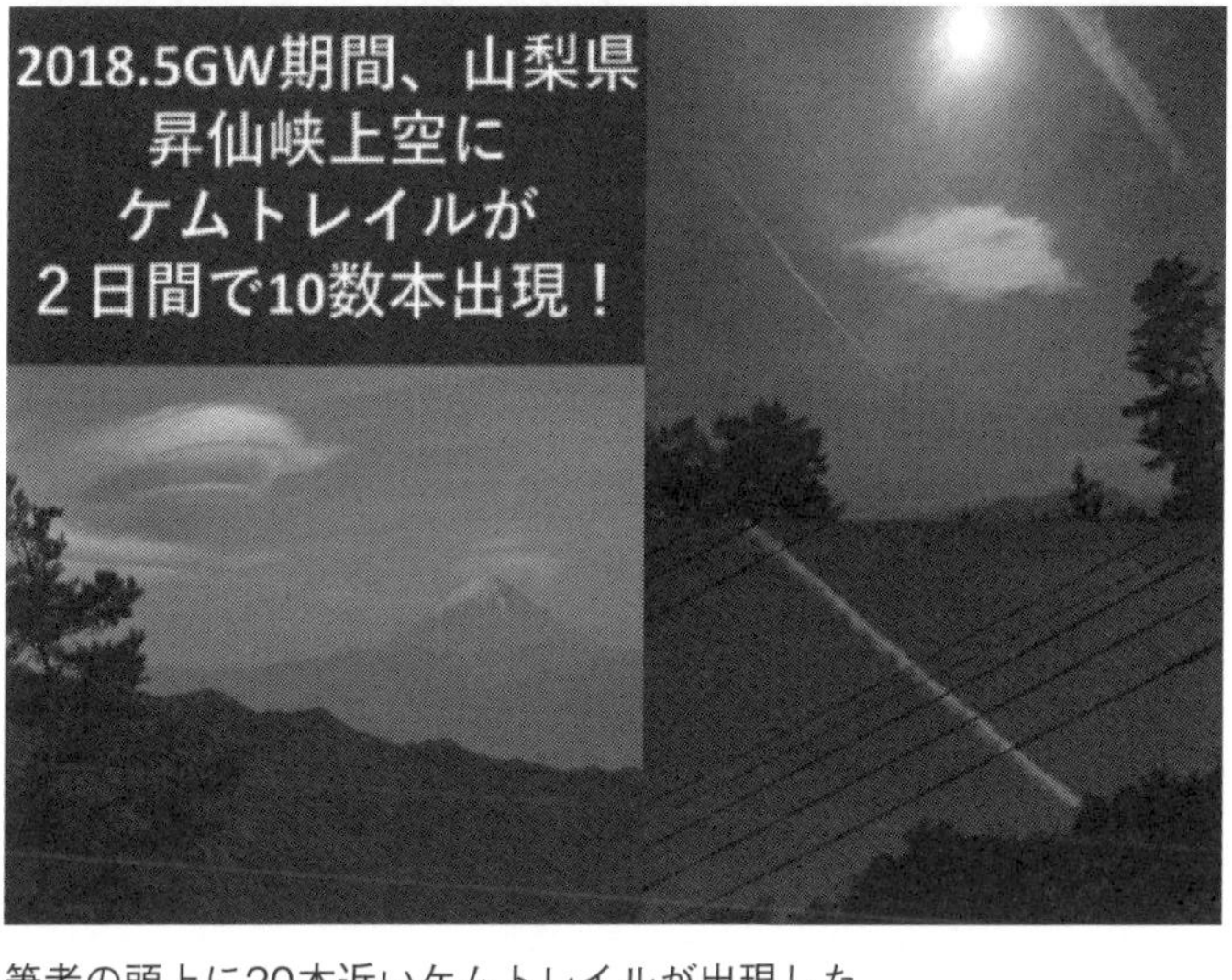
2018.5GW期間、山梨県
昇仙峡上空に
ケムトレイルが
２日間で10数本出現！

筆者の頭上に20本近いケムトレイルが出現した

『アルシオン・プレヤデス』というネット配信のビデオニュースがある。国際紛争から国際政治、天候異変、気象兵器、UFOなどに関して、2週間前に世界で起きた事件を著名な研究家や作家、評論家などを使って解析する。

これまで、クリミア半島で起こったロシアのウクライナ併合事件、リビアのカダフィ大佐暗殺事件、最近では北イラクでのISのテロ事件、シリア内戦、北朝鮮の核ミサイル実験などのほとんどが西側の謀略であることを見事に暴いている。

この**ビデオニュースでも、ケムトレイルの謀略が度々報道されている。地球温暖化などの気候変動の原因であること、散布成分に人間の健康を脅かす成分が含まれていることなどを見事に解析**している。新聞やテレビの報道に疑問を持たない人々にとっては、ケムトレイルのことは「そんな馬鹿な！」と思うに違いない。

しかし、これが現実なのだ。まったくの事実だ。陰謀論の読みすぎと笑うなかれ。世界にはこうした謀略が渦巻き、闇の勢力は確かに存在するのだ。そんなことを知る必要はないとスルーする人もいるかもしれないが、それでは世界の真実に触れることはできない。『アルシオン・プレヤデス』のネット配信も、世界を牛耳る闇の組織を追放し、真実を世界中に知らせるのが目的に違いない。

●ケムトレイルの散布を防衛省、日本政府は黙認している!?

数年前、このケムトレイルを午前中だけで数十本まかれ、体調を崩した女性が防衛省の担当者に抗議した動画がＹｏｕＴｕｂｅに流れた。この女性は航空機が何本もケムトレイルを散布しているのをビデオで撮影し、これを証拠に防衛省の職員を糺したのだ。

当初は適当に誤魔化そうと応対していた職員を問い詰め、「関東上空をわけのわかない航空機が何かを撒いて健康を害しているのに、それを取り締まれない。それで独立国家と言えるのですか！」と女性は怒った。

何と担当者は、「それでは日米合同委員会に、止めるようお願いしてみます」と喋ってしまったのだ。この担当者は大失敗を犯した。行政で決定するのは、国会決議ではなく、日米合同委員会であることを暴露してしまったのだ。このときのやり取りがＹｏｕｔｕｂｅにアップされた。

結論を言えば、防衛省、または日本政府はケムトレイルを黙認しているわけだ。２０１８年、関東では成人式前日の１月７日、広域に散布された。また、２０１８年春、インフルエンザが大流行し、感染者は1000万人を超えた。おそらく、ケムトレイルでA型、B型が散布されたのではないだろうか。全国1000万人以上の患者がタミフルを求め、病院に殺到したことで、相当、薬剤が捌けたに違いない。

5月5日と6日、筆者は久しぶりに山梨の昇仙峡に行った。地元で著名なオーナーが経営する宝石店がロープウエイの辺りにあるが、その店主にこのことを話していると、夕方、実にタイミングよく上空に5本ほどケムトレイルが出現。当初筆者の話に驚いていた店主がこれを見て納得した。

翌朝8時前後、宿泊した〝宝石温泉〟の上空にまたもや3、4本、立て続けにケムトレイルが出現した。それから昇仙峡ロープウエイで山頂に登ったが、ここでも上空に何本も出現。まるで筆者を狙っているかのようだった。結局この日は、20本前後は出現したのだ。

ほとんどは、土日にケムトレイルが撒かれることが多いが、その翌日は雨か雪になるケースが多いのだ。これはおそらく低気圧を操作していると思われる。**雨で上空に撒いた重金属を地上に降らせば、農産物が重金属に汚染される。農産物はネオニコ系農薬漬けになっているだけでなく、重金属を多量に含むことになる。こうした農産物**

を食べれば、当然ながら体内に重金属が増えることになる。

こんな話は信じられないかもしれないが、日本の弱体化を狙っている闇の組織は間違いなく存在しているのだ。

●ナノ化アルミと水中フッ素、グリホサートで脳の破壊が完了

こうしたケムトレイルの害毒について、最新の『アルシオン・プレヤデス』No.71では、「高分子ポリマーの中にナノ化したアルミニウムや重金属が含まれ、肺から流入させ、最終的に血液脳関門を通過し、視床下部と松果体を石灰化させている」と報道した。

むろんのこと、アルミニウムは認知症やうつ病の患者の脳から高濃度に検出されることがわかってきた。

脳には血液脳関門という、体外有害物質を遮断する膜があるのだが、ナノ化アルミニウムは、この膜を簡単に通過し、脳内に蓄積してゆくわけだ。

視床下部は、免疫力と自律神経の調整作用、そして性ホルモンを支配している器官

である。ここが石灰化されたらどうなるのであろうか。免疫力はみるみる低下、インフルエンザなどの感染症に罹りやすくなり、ガン細胞を叩くリンパ球や白血球の活躍が低下してしまい、ガン発症を防御できなくなってしまう。

また、自律神経のバランスが崩れたのでは、慢性病の温床になってしまう。故安保徹・元新潟大学教授の『自律神経免疫理論』では、働き過ぎによる交感神経優位の持続と体温低下が免疫低下の原因と説いていた。

したがって、自律神経のバランスを正常にするには、リラックスし、温泉などに入って身体を温めるというのが同教授の持論だった。

このビデオニュースの最終結論を言おう。**このケムトレイル攻撃で農産物を汚染、ナノ化アルミニウムで視床下部及び松果体を石灰化する。口から入る農産物は最悪、最凶の除草剤『グリホサート』で汚染が完了。**

最後は、有害物質『水中フッ素』で脳神経を破壊すれば、IQ低下、記憶障害や無気力、無反応の人間をつくることができる。

このフッ素の毒性については、まだ述べてはいないが、これも最悪の化学毒素だ。国連人間環境委員会では、1974年に地球規模の危険物質でフッ素は6位。7位はヒ

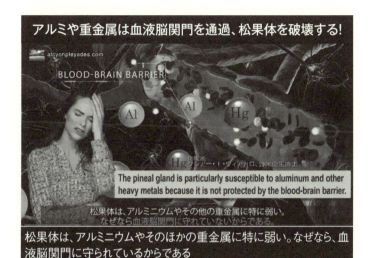

化学物質は大脳内の視床下部や松果体を石灰化する（ビデオニュース「アルシオン・プレヤデス71」）

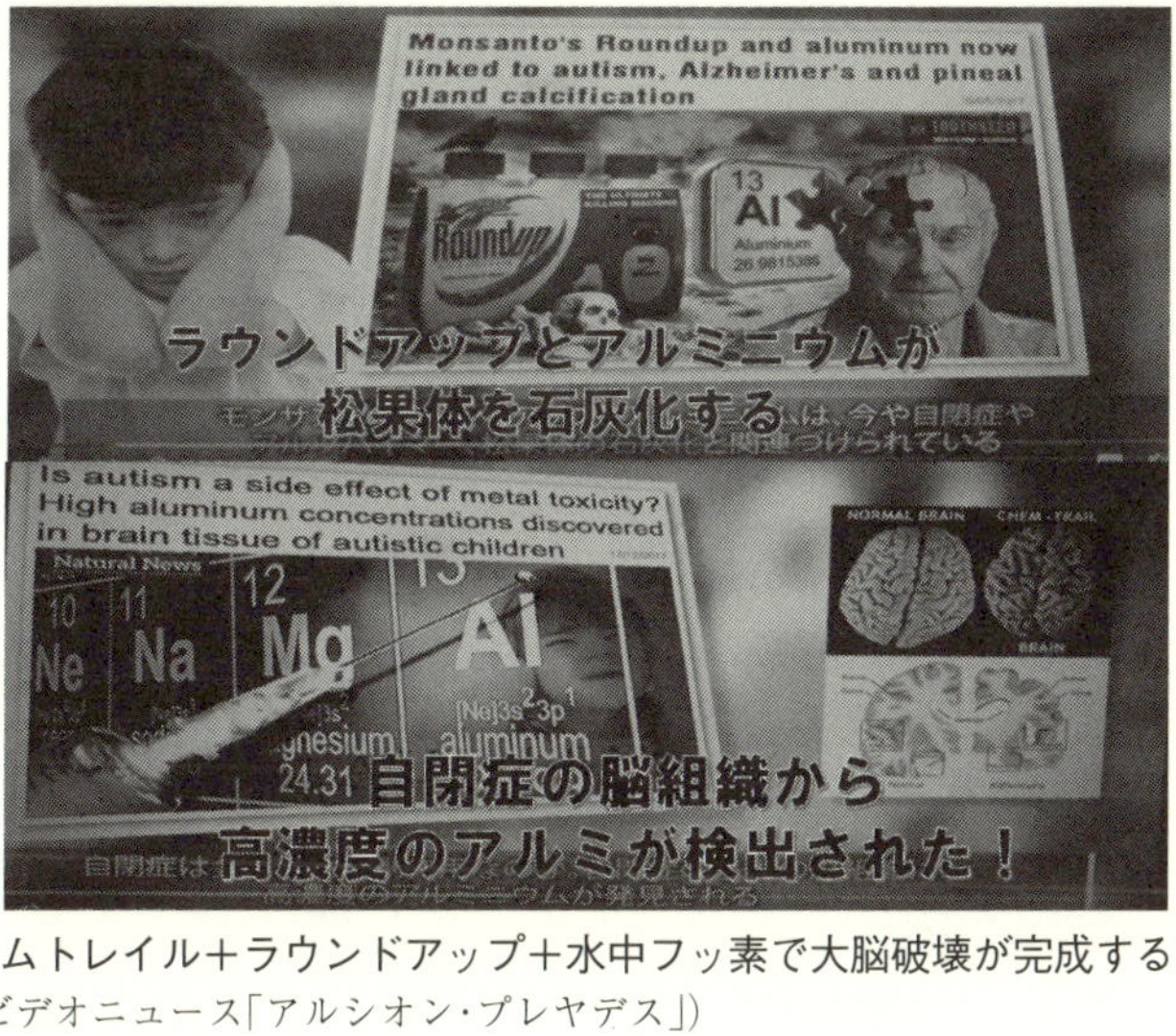

ケムトレイル＋ラウンドアップ＋水中フッ素で大脳破壊が完成する!?（ビデオニュース「アルシオン・プレヤデス」）

素とアスベストだ。ご存じのようにヒ素とアスベストは環境と人間も破壊する。フッ素は、それらよりも危険な物質にランクインしているのだ。

日本で市販される歯磨き剤の中にこのフッ素がほとんど含有している。全国の小学校の教員は、〝食事をしたら、三度歯磨きしなさい〟と指導する。教員はIQ低下、多動性障害、記憶障害を引き起こすことをわかっていない。こんなもので、歯磨きしてはならないのだ。

粗塩、自然塩で十分。筆者は、歯磨き剤なんぞ20年以上も買ったことがない。ついでに台所合成洗剤も1年で1本も使わない。

●首相とマスコミ幹部が会食する民主国家はあり得ない！

前出のNWO（新世界秩序）を推進する闇の結社が、モンサント及びバイエルを使って日本人をネオニコ系農薬と遺伝子組み換え作物、除草剤グリホサート漬けにし、ガン死増加を狙っている謀略が潜んでいるのは明白だ。

このような筋書きは陰謀論めいていて恐縮だが、明らかに米国偽ユダヤ国際金融資本が引き起こしている現実なのだ。幸い、デービッド・ロックフェラーが死去し、米民主党政権のスポンサーだった投資家ジョージ・ソロスは心臓病で倒れ、世界に暗躍した元大統領補佐官ブレジンスキーも亡くなった。

しかし、**まだ原子力利権を握るジェイコブ・ロスチャイルドと、未だに国際舞台で暗躍するキーマン、元米国務長官キッシンジャーが生存している。しかも、残念ながら日本政府及びマスコミはすでに乗っ取られ、日本人は植民地化し、奴隷化が進んでいる**ことは前述した。

今、軽井沢に偽ユダヤ白人帝国主義の総師ビル・ゲイツが、地下２階を含む巨大な大要塞を建設していることをご存じだろうか。日本政府がどんなことをしても、国民は無反応となって大した国民運動も起きなくなった日本を拠点にするつもりではないだろうか。

２０１７年の１年間、モリ・カケ問題騒動を引き起こし、嘘・出鱈目国会を運営し、森友学園８億円払い下げ事件、そして加計学園問題に首相が関与している証拠が挙がったにもかかわらず、大手マスコミの追求は緩い。**それもこれも、首相と大手マスコミの編集長、社長が定期的に赤坂で会食しているという、民主国家ではあり得ない癒**

着構造が常態化していることが元凶だ。

ニューヨークタイムズの東京支局長は、「米英とならび戦争できる国造りを急ぐ安倍政権を国民は批判しようともしない。このような異常な民主国家は見たことがない」と日刊ゲンダイ紙上で警鐘を鳴らした。

2017年4月、命を賭け、『目覚めよ！日本』草の根運動を日本全国で展開している元幕僚の池田整治氏が、来日したフランスのTV局からインタビューを受けた。以下はそのときに受けた質問だ。

◎欧州で、**効果が無く副作用が酷いと判定されたタミフルの世界シェアの80％、1500万個を日本が買った**のはなぜ？

◎**欧州では使われなくなった抗ガン剤、ワクチン、子宮ガン予防ワクチンを日本は買ってくれる。それらをじっちゃん、ばっちゃんは、ご飯のようにばりばり呑んでくれる。**なぜ、そんなことになっているのか？

◎**日本が遺伝子組み換え食品を買っているのはなぜ？**

そして、「テレビを観たら、毎日お笑い番組をやっていて、TVメディアは真実を報道しない。国民はそれを見ながら、3人に1人がガンで死んでいく。何でそうなのですか？」と聞かれたが、さすがに池田氏も、熱源の70％以上も原発に頼り、その使用済み核燃料をシベリアに保管してもらっている国からそんなことを言われたくはなかったが、いつも講演しているのは中身と一致しているので、反論の言葉もなかったという。まったくそうだ。毎日、お笑い番組を見ていたのでは、政治にも国際紛争にも無関心な国民が出来上がるわけだ。

●GHQの占領政策による自虐史観を改め、日本の伝統文化を取り戻そう

薬等の石油化学物質の摂取、放射能汚染、遺伝子組み換え食品の多食、電磁波の影響、ワクチン等の予防接種。それらは全て「人工汚染物質」で、DNAが3代で破壊される。このままでは日本人の子孫は絶える。

とくに高齢者の大半は、降圧剤と血糖降下剤の薬漬けだ。放射能汚染と遺伝子組み換え食品支配もほぼ完了。ワクチン等予防接種も似たようなもので、一時推進を止めたかに見えた子宮頸ガンワクチンも、厚労省は推進したいと動き始めた。

電磁波問題は本書では指摘していないが、電車の中は今やスマホ全盛。7人掛け電

車では、以前なら1人か2人は本や新聞を読む姿を見かけたが、今やほぼ7人全員がスマホをいじっている。児童はテレビゲームに熱中する。

スマホからは電子レンジと同じマイクロ波が放射されているが、閉ざされた電車の空間はマイクロ波が数百本、飛び交うマイクロ波シャワー状態となっていることをご存じだろうか。

女子高生のスマホの使用時間は1日8時間という統計もある。読書時間が2時間以上という学生が2・5％にすぎない。みなスマホをいじっていると言ってもいい。マイクロ波シャワーも心配だが、スマホからはあまりにも簡単に情報が入手できるため考えなくなる。その一方で、ＡＩがすでに人間の知能を上回り、産業社会に進出してきた。このままでは、人間の想像力と直感力は衰退する一方だ。

戦後72年、ＧＨＱの占領政策は未だに解除されていない、見事に自虐史観を埋め込まれ、日本の伝統・文化などに誇りを抱いている人たちはほとんど皆無に近いのではないだろうか。茶髪文化も浸透している。

米国のセレブは和食、日本の伝統食を好む一方で、20代から40代の日本女性のほとんどは朝、パン食が多いのではないだろうか。味噌汁を食べる人たちは、どれくらい

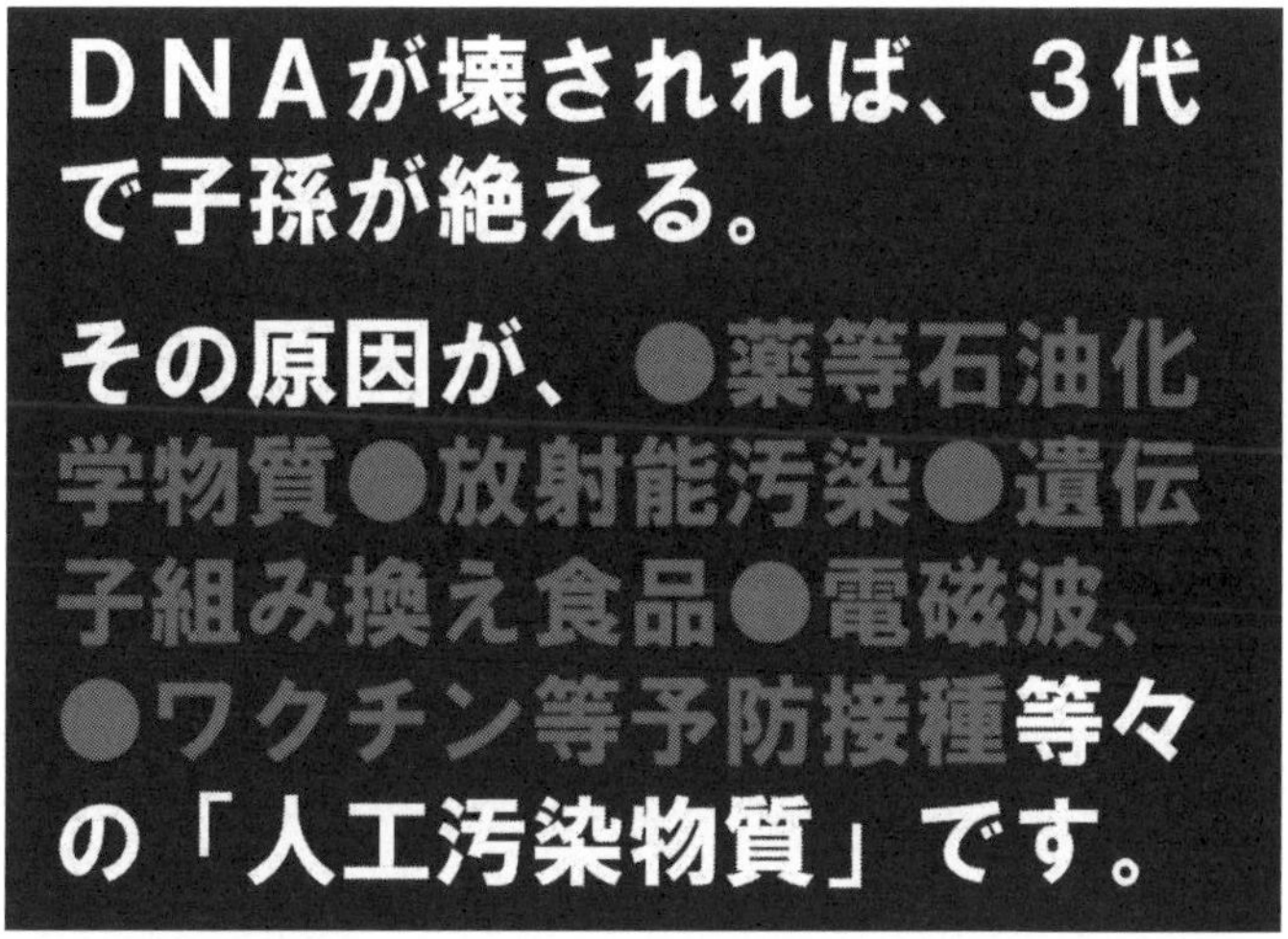

日本人DNAが破壊される謀略が進んでいる

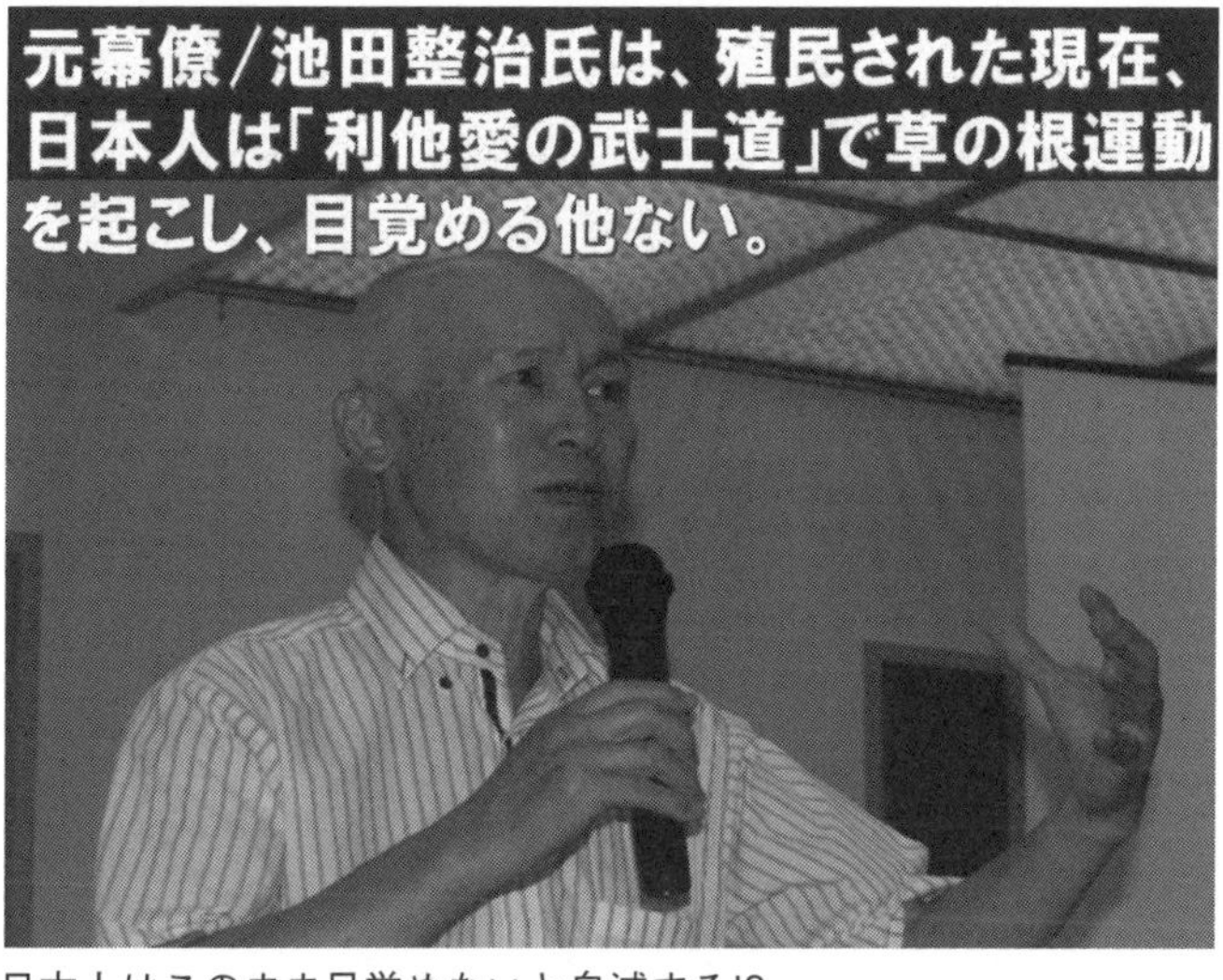

日本人はこのまま目覚めないと自滅する!?

いるだろうか。

レストランで食べるのは欧米食が主流だ。味噌汁を食べる機会も格段に減った。しかも、**欧米食は皆、遺伝子組み換え作物の飼料で育った肉・乳製品・卵がほとんどであろう。朝食のパンのほとんどは、グリホサート漬けとなった遺伝子組み換え小麦が原料**だろう。

次章では、農薬や食品添加物などが入り交じった食品で体内に蓄積した人工化学物質を吸収し、排泄できる鉱物ミネラルや、魚貝類や野菜を中心にした伝統食による食養生について述べる。ぜひとも、ＤＮＡが破壊されないライフスタイルを確立するとともに、欧米食支配からの脱却の一歩としていただきたい。

第3章　鉱物ミネラルの機能性に迫る

I 鉱物性ミネラルが自然治癒力を喚起する

●黒雲母花崗岩は地球上の元素を含む

鉱物ミネラルの開発者は、理学博士のS氏だ。今から数十年前のこと、日本は東京オリンピックも終わり、高度経済成長に入ったが、その裏で大地と空気、湖、河川の汚れが進み、空にはスモッグが漂い、いつも灰色だった。

「土はぼろぼろで、植物の栄養素は枯渇。人間の身体にはガン細胞が発生するリスクが日を追って高まっている。これを**防ぐには、水の溶存酸素を高め、水のクラスターを縮小して、細胞の末端にまで到達させねばならない。**

さらに、体内の汚染物質を分解して排泄しなければならない。

同時に、ミネラル群の補給が欠かせない。ミネラル群は植物、動物、人間に至るまで、万物を救出できるはずである。

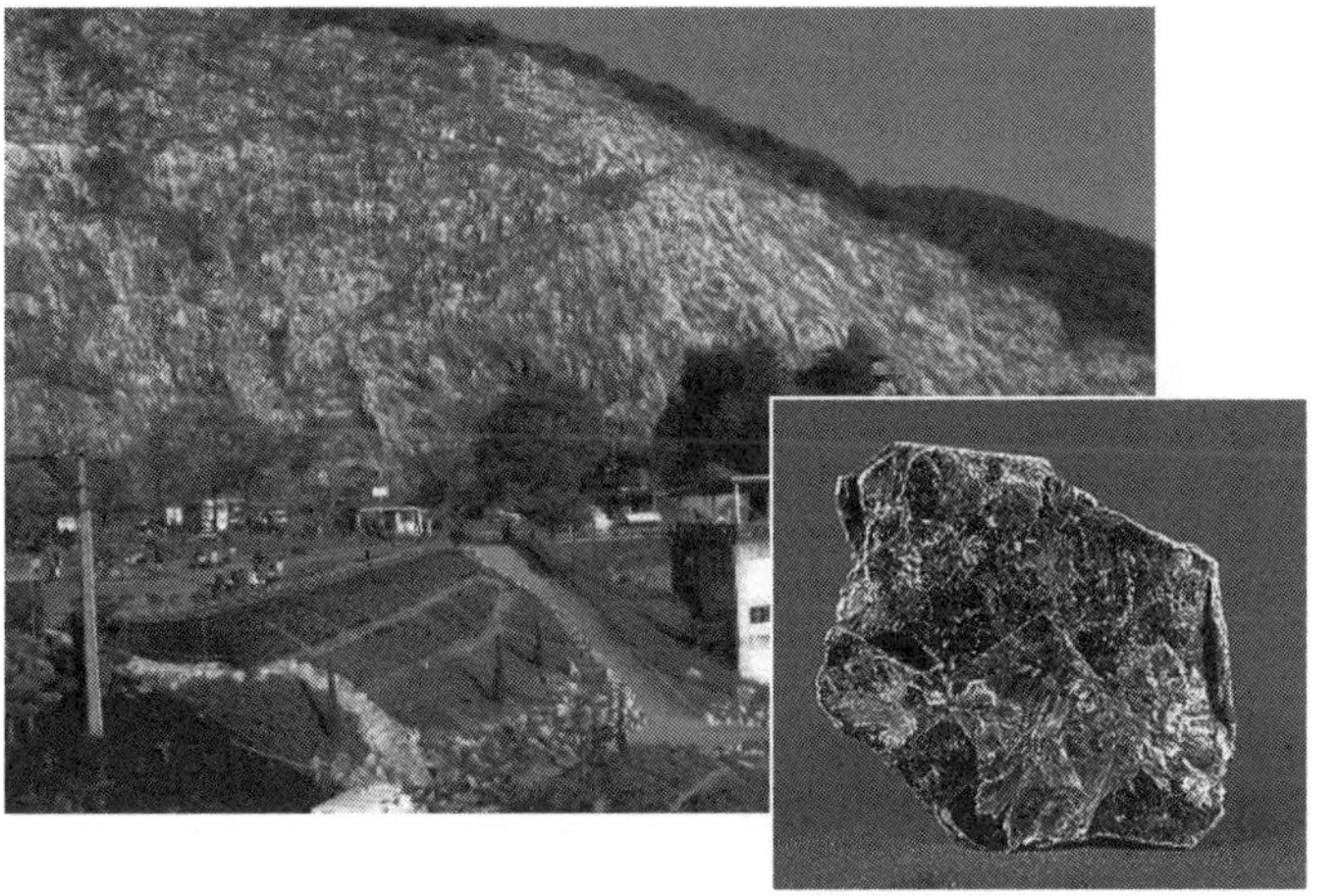

かつて海底であった広大なカルストから産出する（写真左、yamayama.jp）、バーミキュライト（Wikipedia）

今すぐはじめないと、人類は滅びてしまう」

このように危機感を抱いた博士が運命的に入手したのが、地球誕生以来、最古の堆積物である黒雲母花崗岩であった。

この**黒雲母花崗岩の故郷は、８０００万年の歳月をかけて誕生した広大なカルスト台地**だ。数億年前、日本列島が海だったとき、この台地には海藻やプランクトン、魚貝類などの古代海洋生物の死骸などが堆積した。

その後、造山運動が始まり、海底にあったこの台地は途方もない歳月をかけて隆起し、大小20数峰以上の山々が連なる大山脈となった。この山々からは、双葉鈴木竜、アンモナイトの化石が出土している。明らかに昔、海底であった証拠を示している。

博士は、太古の時代に生物の死骸が沈澱した海底が隆起した大地にある黒雲母花崗岩（学術名『Biotite Granite』）には、地球上に存在するミネラル類をほとんど含有している可能性が高いと考えた。

問題は、その中に含有されている成分を完全に活かすにはどうしたら良いかである。**博士が15年の年月をかけて行き着いた答えは、食用希硫酸で溶かし、イオン化することだった。その結果得られる〝無機酸化溶媒〟の原液を100倍ほどに希釈したのが「鉱物ミネラル」**の溶液である。

この溶液には、カルシウム、マグネシウム、ナトリウム、カリウムなどの必須ミネラル、クロム、マンガン、鉄、コバルト、銅、亜鉛、セレンなどの微量ミネラル、そしてモリブデン、ニッケル、珪素、ゲルマニウム、ホウ素、バナジウム、リビジウム、スズ、チタンなどの超微量ミネラルが含有されている。また、分析されてはいないが、地球上のほとんどの微量元素が含有されているとも考えられる。

一般には超微量ミネラルといっても馴染みがないかもしれないが、近年の研究ではモリブデン、ゲルマニウム、バナジウムなどの働きが注目されている。

むろんのこと、鉱物ミネラルにはヒ素、鉛、カドミウム、水銀などの重金属は検出されていないので、安全性に問題はない。

これまでに大学などの研究機関で確認できた鉱物ミネラルの代表的な働きは以下の6つである。

①細胞の新陳代謝を促し、正常な機能を維持する
②酵素を正常に機能させる
③免疫力を向上させる
④活性酸素を分解し、細胞の老化を抑制する
⑤精神のバランスを整え、ストレス耐性をつくる
⑥体液の浸透圧・pHを調整する

●微量・超微量元素の働きがわかってきた

あらゆる物質をつくる基本単位が元素だ。そして、私たちの体もやはりこの元素でできている。体重の約95％は酸素、炭素、水素、窒素で占められ、残りの約５％がミ

ネラルと呼ばれる元素だ。

こうして私たちの体を構成する元素は、Wikipediaによれば、大きく4種類に分類できる。

◎多量元素（5元素）：酸素（45・50）、炭素（12・60）、水素（7・00）、窒素（2・10）、カルシウム（1・05）。※単位キログラム（体重70キロの人の場合）

◎少量元素（6元素）：リン、硫黄、カリウム、ナトリウム、塩素、マグネシウム。

◎微量元素（10元素）：鉄、フッ素、珪素、亜鉛、ストロンチウム、ルビジウム、臭素、鉛、マンガン、銅。

◎超微量元素（14元素）：アルミニウム、カドミウム、スズ、バリウム、水銀、セレン、ヨウ素、モリブデン、ニッケル、ホウ素、クロム、ヒ素、コバルト、バナジウム。

これらのうち、多量元素と少量元素の11元素が必須元素であり、全体の99・4％を占める。残り0・6％が微量元素と超微量元素の24種類である。このうち、必須微量元素とされているのが鉄、亜鉛、マンガン、銅、セレン、ヨウ素、モリブデン、クロム、コバルトの9元素である。

圧倒的に多量元素と少量元素が多いのだが、残りのわずか0・6％ほどの微量元素と超微量元素が、じつはとても大きな働きを担っていることが明らかになってきたのだ。これまでは、微量元素および超微量元素を測定する装置が開発されていなかったため、その働きが解明されていなかっただけなのだ。

●ロシア連邦保健省医学センターは16項目の薬理作用を認めた

海外での医学的なアプローチも行なわれ、ロシア連邦保険省医学センターからは16項目に及ぶミネラルの薬理作用が公表されている。

その主な作用とは、

①インスリン非依存性糖尿病に対して早効がある
②動脈硬化に対して早効がある
③乾癬の治療（患部に溶液を塗布する）に有効である
④アレルギー性皮膚炎の治療に有効である
⑤慢性肝炎の治療に有効である
⑥タバコのタール及びニコチンの体への有害性をほとんど排出除去する

⑦食品・酒精飲料及び薬品のもつさまざまな原因による中毒症の治療に有効である
⑧性的に成熟した個体の性的能力の再生産と維持
⑨外科手術による傷の回復や火傷による障害の回復を著しく早める
⑩代謝の異常やホルモン系統、免疫系統の変化に伴う病的状態の予防と治療の効果がある

とくに⑤、⑥、⑦については、肝機能の強化と、腸壁または腸内細菌叢の改善によるものと考えられる。

●ミネラルは体の健康維持には欠かせない

国内でも屈指の栄養学者として知られ、酵素とミネラルの重要性を説く杏林予防医学研究所の山田豊文所長は、ミネラルの働きを次の四つにまとめている。

ミネラルの第一の働きは、体の組織の成分になることである。たとえば、カルシウムやリンは骨や歯の主要な成分であり、鉄は血液の材料、ヨウ素は発育や新陳代謝の維持に欠かせないホルモンの材料となる。

第二の働きは、体の浸透圧を保持することである。全身の60兆個ある細胞は体液に満たされているが、この体液には外液と内液がある。これらを隔てているのが細胞膜だ。この膜を通って細胞内に酸素や栄養素が運び込まれ、細胞内からはこの膜を通って老廃物などが排出される。

このような細胞内外で体液の移動が起こるのは、細胞内と細胞外で体液の濃度に差があることで浸透圧が生じるからだ。このように細胞内外で体液の濃度差が生じるのは、細胞外の体液にはナトリウムが多く、細胞内の体液にはカリウムが多いからだ。たとえば、ナトリウムを多く摂り過ぎると細胞外の体液の濃度が高まり、細胞内の体液の細胞外への移動が増加する。そのために血液が増えて血管を圧迫し、血圧が上昇したり、心拍数が高まったり、浮腫《むく》んだりする。

逆にカリウムが増えると、細胞外から細胞内へ体液が移動する。その結果、血圧が下がったりする。このようにミネラルは細胞内外の浸透圧を調整する重要な働きがあるのだ。

第三の働きは、体内酵素の働きに欠かせないということである。体内では生命維持のために化学反応が行なわれているが、この化学反応を促進する働きをしているのが酵素である。ここで見逃せないことは、**酵素が十分に活躍するにはミネラルの手助けが不可欠であるということだ。**そもそも**ミネラルなしには酵素は存在しないのだ。**

第四の働きは、ビタミンの働きを助けるということである。たとえばビタミンには、体液や血液を健康なアルカリ性に保つ、筋肉の収縮を円滑に保つ、体内の老化物を除去する、神経伝達を円滑化するといった働きがあるが、どれにもミネラルの手助けが必要である。

●鉱物ミネラルは体内で数十万種類ある潜在酵素を活性化する

とくに第三の働きである酵素の活躍を手助けすることについて、もう少し詳しく述べる。早い話、体内での生理作用、または化学反応は一切合切《いっさいがっさい》、酵素の働きなしでは成り立たないのだ。酵素なくては体内の生理作用は一切起こり得ないともいえる。

酵素栄養学の父と称されるエドワード・ハウエル博士は、「酵素が減少するほど老化が進み、やがて酵素がゼロになることは死を意味する」と述べている。言い換えれば、「酵素は体内における化学反応の触媒であり、全ての生物反応に関与している。だから、酵素なくして生命現象はあり得ない」というのだ。

現在、発見されている体内酵素は、タンパク質を分解するプロテアーゼ、デンプンを分解するアミラーゼ、脂質を分解するリパーゼ、糖質を分解するグルコシターゼなど5000種類ほどである。潜在する酵素は数十万種類ともいわれる。

結論を言えば、このような体内酵素が体内で起こるすべての化学反応、すべての生理作用に関与しているのだ。

家を建てることを想像みてほしい。柱、床板、壁、ブロック、瓦、ガラス、タイルなどの建材が必要だが、それだけでは家は建たない。これらを組み立てる大工や左官などの職人が必要だ。この職人に相当するのが酵素である。あるいは、工場にたとえれば、電気のような存在が酵素である。工場内の機器類は、電気がないことには稼働することができない。

私たちの体の場合は、酵素なしには生命を維持することはできないのだ。そして、その酵素が働くにはミネラルの助けが不可欠なのだ。

これまでにわかっている酵素の働きをまとめると、

◎新陳代謝の活発化作用

◎細胞の形成作用
◎自然治癒力の向上作用
◎ホルモンバランスの調整作用
◎余分の脂肪の除去作用
◎神経の正常化作用
◎血液の浄化作用
◎体内毒素の排泄作用
◎過剰な活性酸素除去作用

などである。

たとえば、**体内で過剰に発生した活性酸素はガン、糖尿病、高血圧、心臓病、脳梗塞、喘息、アトピーなどのアレルギー症といった生活習慣病を発症させる原因になるし、肌荒れ、シミ・シワなどの原因にもなる。**いわゆる悪玉活性酸素になるのだが、これを退治、消去してくれる酵素がスーパーオキサイドディスムターゼ（SOD）という若返り酵素だ。

このSODの活性には、**マンガン、銅、亜鉛が必要**である。

また、凶悪な活性酸素である過酸化水素を水と酸素に分解するグルタチオン・ペルオキシダーゼという酵素にはセレンが、カタラーゼという酵素には鉄が必要である。

ちなみに、セレンの不足はガン発症と密接に関係しているといわれる。**セレンが豊富な食事は、大腸や直腸、肝臓、乳房、卵巣、前立腺、膀胱、肺、皮膚などのガンや、白血病のリスクを減少させる**ことがわかっている。

セレンは鰹節やまぐろ、たらこ、サバ、ブリなどの魚類に多く、植物ではひまわり種子、小麦全粒粉、ピーナッツ、バジル、納豆などに多いので、日常的に摂りたい。

●食べすぎを是正し、代謝酵素を温存すれば健康は増進する

酵素栄養学の提唱者である前出のパウエル博士によれば、酵素は消化酵素と代謝酵素の2種類に分類できる。「一生のなかで、酵素が体内で生産される量は決まっており、高齢になるほど減少する」のだという。

消化酵素は文字どおり、食物を最小単位の低分子にまで分解する働きをする。食べすぎたり、動物タンパクや油物などを摂りすぎると消化酵素の減少が激しくなるが、代

謝酵素も消化にまわるため、代謝酵素も減ってしまう。

代謝酵素が減れば、肌の調子や胃腸の調子が悪化する。風邪を引くと食欲が落ちるのは、体が代謝を高めて病気を改善しようとするために代謝酵素の減少が進み、それを補うために消化酵素も使われるため、食欲が落ちるのだと考えられている。

ふだんから酵素が豊富な食物を摂っていると、消化酵素の使用が少なくてすむため、代謝酵素の減少も小さく、代謝酵素は代謝に働くことができるので、代謝不全を解消できる。

このように消化酵素と代謝酵素はシーソーのような関係にある。消化酵素をあまり使わないようにした分、代謝酵素は代謝のために働きことができ、代謝を円滑化できるのだ。昔から〝腹八分〟と言われるが、消化酵素を節約することで、代謝がよくなると教えていたのである。

酵素不足で起こる主な症状では、
◎カロリー制限しても痩せない
◎肌にハリがない、シワやたるみが目立つ
◎疲れが取れない

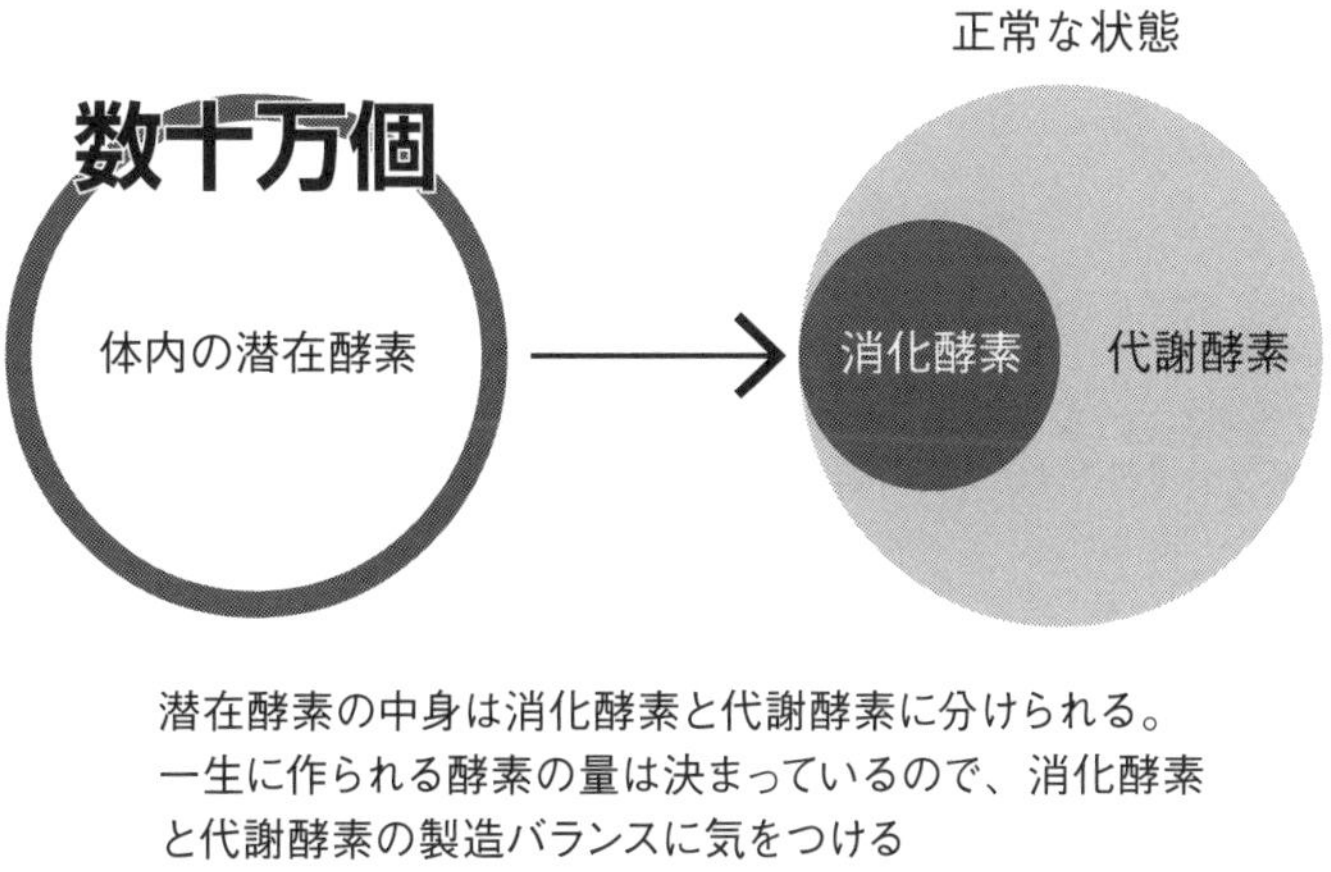
数十万個
体内の潜在酵素
正常な状態
消化酵素
代謝酵素
潜在酵素の中身は消化酵素と代謝酵素に分けられる。
一生に作られる酵素の量は決まっているので、消化酵素
と代謝酵素の製造バランスに気をつける

消化酵素を無駄使いしないと、その分代謝酵素に使える＝「真実のガン治しの秘策」(鶴見隆史／中央アート出版社)より

◎二日酔いする
◎口臭や体臭がするなどだ。

体内酵素の減少を防ぐには食物に含まれる酵素を積極的に摂ることも有効である。

とくに**酵素が多い食べ物としては、新鮮なレタス、キャベツ、にんじん、セロリなど生野菜と、刺身や、納豆や味噌、醤油などの発酵食品**などである。発酵食品の場合は放射能を分解する力もある。放射能が心配な地域ではとくに日常的に食べたい。

果物ではパパイヤ、アボカド、キウイ、バナナ、マンゴーなどが酵素が豊富だ。ただ体を冷やす心配があるので、体を温める生姜、ネギ、にんにく、根菜類などの具だくさん味噌汁やスープなどを合わせて摂る

のがおすすめである。

●横浜市立大が鉱物ミネラルの抗酸化酵素の活性を確認

前述した活性酸素が大量に発生しやすい原因として、

・細菌やウイルスが侵入
・農薬や食品添加物、薬物などの化学物質が体内に入る
・電磁波や紫外線、放射線などを浴びる
・工場排気ガスや車の排気ガスを吸う
・タバコを吸う、アルコールを飲む
・スポーツや激しい運動で大量の酸素を吸う
・強いストレスに曝される

などが挙げ上げられる。

前出の横浜市立大の長寿科学研究室では、鉱物ミネラルが過剰に発生した活性酸素、つまり悪玉活性酸素をいかに抑えるかを調べる実験を行なっている。

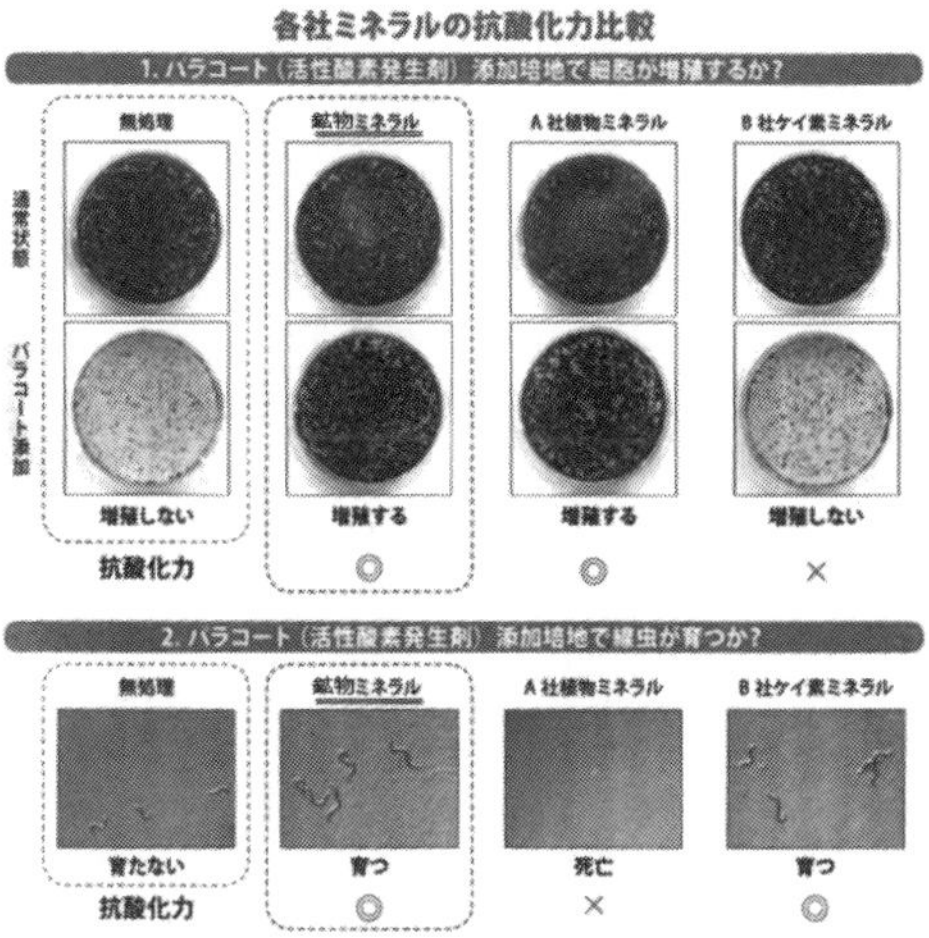

鉱物ミネラル区のみが線虫を育成した（横浜市立大学長寿科学研究室）

最初に「パラコート」という薬剤を使って培地に活性酸素を発生させ、この中で細胞がどのような影響を受けるか、無処理区、鉱物ミネラル区、植物ミネラル区、ケイ素ミネラル区の４つに分けて比較実験を行なった。

その結果、鉱物ミネラル区と植物ミネラル区で細胞増殖が見られた。

次に、この２つの実験区に線虫を放ち、《細胞増殖》と《生命体が育つ》かどうかを観察した。その結果、**同じミネラルでも植物ミネラル区では線虫が死亡し、鉱物ミネラル区でのみ、《細胞増殖》と《生命体が育つ》の条件がクリアされていた**ことがわかったのだ。

同大研究室では、鉱物ミネラル自体には抗酸化力がないことを確認していることから、**「鉱物ミネラルは、細胞内の抗酸化酵素を活性化している可能性がある」**とした。

また、体内にある約5000種類の酵素を活性化するために必要なミネラルは、酵素によって異なっており、**体内酵素を効果的に活性化するには「バランスのとれたミネラル摂取が推奨される」**とコメントしている。

つまり、体内酵素の活性化と悪玉活性酸素の除去には、たくさんの種類のミネラルがバランスよく含まれる鉱物ミネラルが有効であることが示唆されたわけだ。

●ミネラルとビタミンの相関関係

前項でミネラルと酵素は相関関係にあると述べたが、ミネラルとビタミンも相関関係にあり、ビタミンがないとミネラルはうまく働くことができない場合も多い。

ビタミンは体内であまり合成されないので、野菜や果物から摂る必要がある。ところが、**近年の欧米食化で肉やハム、乳脂肪、ケーキ類、パン食などが増え、野菜をあまり食べない人が増えてきた。**その結果、ビタミン不足が進み、さまざまな疾患につながる危険性が増している。

たとえば、ビタミンAやβカロチンの不足は鳥目《とりめ》やガン、皮膚病などにつながるといわれる。

ビタミン不足はビタミンそのものの問題だけにとどまらない。たとえば、ビタミンDが不足すると、カルシウムが吸収されず、くる病や骨粗しょう症を発症しやすくなることもわかっている。

日本の国土は火山灰で覆われているので、土壌にはカルシウム分が足りない。このため、野菜や果物のカルシウムが不足しており、どの年代でもカルシウム不足が起こっている。**その結果、50代の女性の3分の1が骨粗しょう症に罹《かか》っているとされ、80歳代の女性の40％が骨粗しょう症が原因で、大腿骨頸部骨折を発症し、寝たきりとなってしまう。**

したがって、若いときからカルシウムの摂取を習慣化することが必要だが、同時にビタミンの摂取も必要なのだ。

たとえば、ビタミンCは鉄の吸収を3倍にまで高め、ビタミンDはマグネシウムと連動してカルシウムの体内補給をサポートしてくれる。

主要ミネラルと微量ミネラルの働き

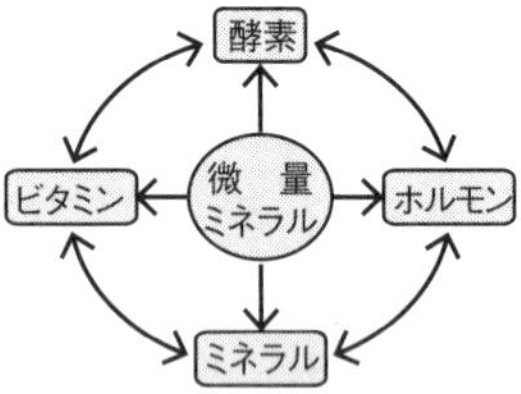

微量ミネラルは新陳代謝の中心的な役割を果たしています。ビタミンやミネラル、酵素、ホルモンなどのすべてに関係し、代謝を促進します。

ミネラルとは？

生体に欠かしてはならない金属元素のことで、生命維持するための組織的な働きをサポートする。

- 栄養素の消化、分解、吸収
- 老廃物の排泄コントロール
- ビタミン、ホルモンの生成コントロール
- エネルギー生産の際の酵素活性
- 神経伝達の調整
- 体内の体液量や酸、アルカリの調整

元素	水素、酸素、炭素、窒素（96％）
主要ミネラル	ナトリウム、カルシウム、リン、カリウム、硫黄、塩素、マグネシウム
微量ミネラル	クロム、マンガン、鉄、コバルト、亜鉛、銅、セレン、ヨウ素、モリブデン
必須微量元素	バナジウム、フッ素、ケイ素、ニッケル、ヒ素、スズなど

『難病を癒すミネラル療法』（上部一馬／中央アート出版社）

さらに、リンの80％は骨や歯の生成に関わり、残り20％は腎臓と心臓の働きや神経伝達に関わっているとされている。さらに、リンがないと、ビタミンBやナイアシンの吸収がうまくいかないこともわかっている。

セレンはビタミンEの働きを補助し、成長の遅れや不妊症を予防する。

マグネシウムには代謝酵素の賦活体となるビタミンA・B・C・D・Eを保持する働きもある。

このようなビタミンとミネラルの相関関係が〝命の鎖〟のようになっていることを体系的に示したのが、ロジャー・ウイリアム博士の『正常分子栄養学』である。

言わば、あなたとはあなたが食べたもの、飲んだもので作られるというわけだ。

●50~60年前と比べ農産物のミネラルは10分の1に！

ミネラルは体内で合成できないので、ビタミン同様、野菜や果物を通じて補給しないといけない。しかし、今日の農産物に含まれるミネラルは50~60年前と比べると10分の1に激減していることがわかっている。

それは、農産物が育つ土壌がカルシウム不足になっているためだ。カルシウムだけでなく、ミネラル全体が大きく減少している。これは科学技術庁が調査、公表している「食品成分比較分析調査」でも明らかだ。

たとえば2000年度の『五訂食品成分表』を見ると、ほうれん草は1950年度産では100グラム中8000ミリグラムあったカルシウムが、2000年度産では4200ミリグラムとほぼ半減している。

鉄分は13ミリグラムあったのが2ミリグラムと15・44%にまで減少している。50年前と同じ鉄分を補給するには、5から6倍もほうれん草を食べないと補えない計算だ。

ちなみに、今日のほうれん草や小松菜などのハウス栽培では、収穫前に窒素が投下される。この窒素が野菜の内部で亜硝酸塩に化学変化して高濃度で含有されているケースがある。この野菜を糖尿病の発症要因になるという指摘もある。

次ににんじんを見ると、１９５０年度産ではビタミンが１３５００ミリグラムだが、２０００年度産では９１００ミリグラムと67・４％減少している。鉄分は２・０ミリグラムが０・２ミリグラムと10％しか含有されていない。

みかんに至っては１９５０年度産ではビタミンCが２０００ミリグラムだったのに、２０００年度産では32・０ミリグラムでわずか１・６％にまで激減。カルシウムは29・０ミリグラムが11・０ミリグラムと37・９％に減少している。鉄分も２・０ミリグラムが０・１ミリグラムとたった５％しか含有していない。

50年、60年前は、どの農家も露地栽培が中心で、人糞も堆肥として活用されていたが、今は**大量生産が可能なビニールハウス栽培が主流であり、窒素、リン酸、カリを主体とした化学肥料を使用**している。これが、農産物の栄養素が著しく悪化した要因と思われる。

姿形は同じでも、「スーパーに並ぶ野菜や果物からは香りがしないし、水っぽくて味

1950年（昭和25年）と2000年（平成12年）の比較

	栄養素	1950年	2000年	2000/1950
ほうれん草	ビタミンA	8000.0	4200.0	52.50%
	ビタミンC	150.0	35.0	23.33%
	鉄分	13.0	2.0	15.38%
にんじん	ビタミンA	13500.0	9100.0	67.41%
	ビタミンC	10.0	4.0	40.00%
	鉄分	2.0	0.2	10.00%
トマト	ビタミンA	400.0	540.0	135.00%
	鉄分	5.0	0.2	4.00%
	りん	52.0	26.0	50.00%
みかん	ビタミンC	2000.0	32.0	1.60%
	カルシウム	29.0	11.0	37.93%
	鉄分	2.0	0.1	5.00%
りんご	ビタミンA	10.0	21	210%
	ビタミンC	5.0	4.0	80.00%
	鉄分	2.0	Tr	0%

食品100ｇ中の成分（単位mg）
経済安定本部「日本食品標準成分表」、「五訂食品成分表」参照

が薄い」と言われるのも、そのためである。「**子どもがエグイ味がすると言って、あまり野菜を食べたがらない**」という主婦の声もある。

オーガニック栽培農家の土壌はフカフカで、なかには1メートルも棒がズブズブ入る耕作地もある。その土壌ではバクテリアが大量に繁殖し、土壌の養分を豊富にしているのだ。そこで野菜や果物は、土中深く根を伸ばし、毛根も伸ばし、豊富な栄養を吸収して生育するわけだ。

一方、現代農業での畑は、化学肥料と農薬の投与でカチカチした土壌が多い。これでは、健康で栄養豊富な農産

物が育つはずもない。ハウス栽培で育った農産物からは、適正な栄養補給はのぞむべくもない。

今日、篤農家では、農薬と化学肥料を廃し、鉱物ミネラルを使った農業資材や、微生物資材で土壌を改変したオーガニック栽培も全国に増えつつあるので、多少高価でもこうしたルートからの農産物を食べるのが、ガンや糖尿病から逃れるニューライフというものだ。

●淡色野菜は免疫療法剤よりもガン壊死因子TNFを数倍高める！

野菜は前述したようにオーガニック栽培のものを摂りたい。なかでも色素が豊富な緑黄色野菜の抗酸化作用が高いことが知られているが、近年の研究では淡色野菜が万病に予防効果を発揮することがわかってきた。

これは帝京大学の山崎正利教授によって明らかにされたもので、**「淡色野菜は、今や医学・薬学の世界でも多いに脚光を浴びていて、ガン防止効果あるほか、動脈硬化や糖尿病など多くの慢性病にも予防効果がある。まさしく、万病に効く薬こそ淡色野菜**

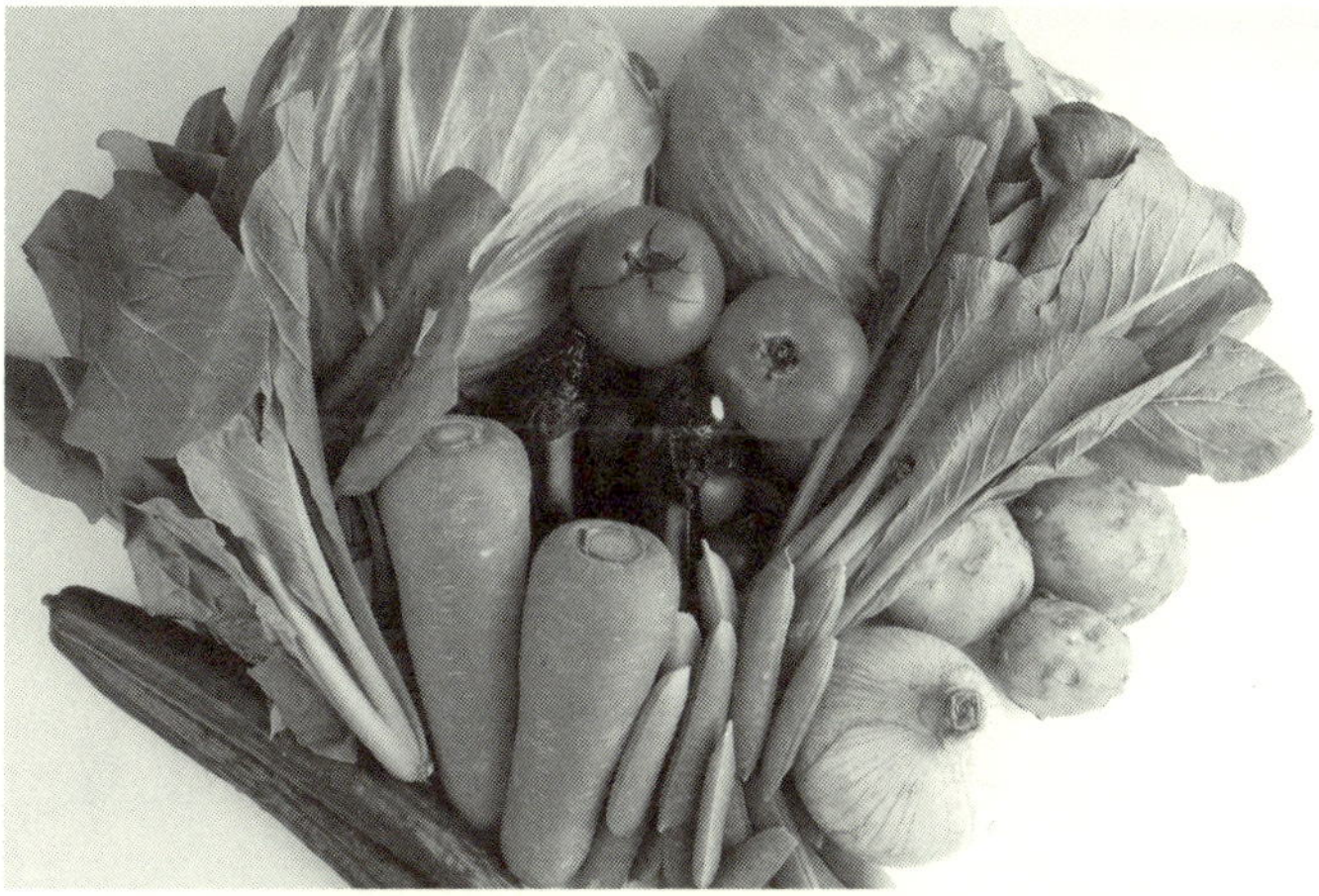

玉葱・らっきょう・キャベツ・かぶ・大根・白菜などの淡色野菜が免疫力を活性化させる

である」というのだ。

同教授は、免疫細胞の中でも貪食細胞とも称されるマクロファージとリンパ球が、異物が侵入した際、これを攻撃するサイトカインに注目した。

このサイトカインとは、インターフェロンやインターロイキン、ＴＮＦという物質があり、これらがガン細胞などの腫瘍を殺傷するからだ。

このサイトカインを最も活性化し、産生する食物こそが淡色野菜というのだ。**なかでもガン壊死因子というＴＮＦを強く出現させるのが淡色野菜であるとし、これらを生で摂ると、ＴＮＦが出現し、強い抗ガン力を発揮する**というのだ。

ガンに有効とされる食品ピラミッド

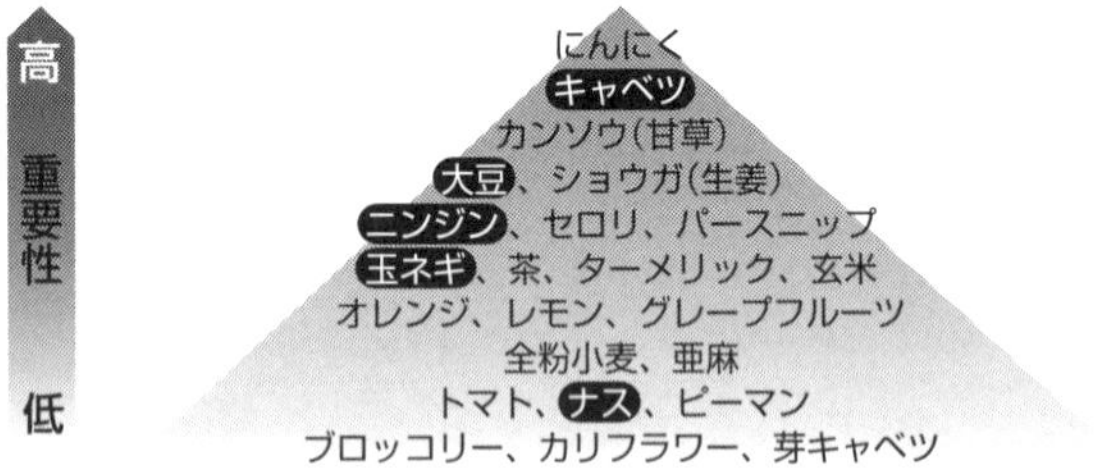
高
重要性
低
にんにく
キャベツ
カンソウ(甘草)
大豆、ショウガ(生姜)
ニンジン、セロリ、パースニップ
玉ネギ、茶、ターメリック、玄米
オレンジ、レモン、グレープフルーツ
全粉小麦、亜麻
トマト、ナス、ピーマン
ブロッコリー、カリフラワー、芽キャベツ

野菜の免疫力を比較

野菜をすりつぶしてマウスにエサとして与えて免疫力を高める効果をOK-432(ガン治療薬として使われる免疫療法剤)と比較したところ、キャベツ・ナス・大根などが薬に匹敵する効果を持つことが認められた。

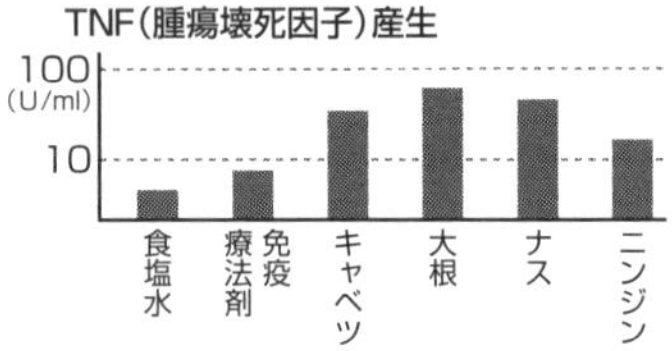
TNF(腫瘍壊死因子)産生
100
(U/ml)
10
食塩水
免疫療法剤
キャベツ
大根
ナス
ニンジン

NCIが公表した『デザイナーフーズ』には免疫療法剤より淡色野菜に活性が数倍高いことがわかる(米国国立ガン研究所)

淡色野菜とは、玉葱・らっきょう・キャベツ・かぶ・大根・白菜・カリフラワー、れんこんなどだ。この中に含まれるイオウ化合物にも、カラダの免疫システムを活性化させ、玉葱、らっきょうなどに含まれる硫化アリルも、免疫力をアップさせ、疲労回復などの働きの他に生活習慣病やガンを予防する効果があることがわかってきたわけだ。

48℃以上の熱をかけると、淡色野菜に含まれる酵素が分解されてしまうので、生で食べたり、すり下ろして食べるのが良いようだ。

ガン死増加の歯止めに成功した米国では、国立がんセンター（NCI）が20

００年に、ガンに効く野菜をランク付けした『デザインフード』を発表した。これは国民の健康促進に大きな力となった。

この**『デザインフード』の上位に、山崎教授が指摘したニンニク、キャベツ、玉葱、ナスなどの淡色野菜がランク**されている。ガン壊死因子であるＴＮＦの産生を数倍高めることも公表している。早い話、**淡色野菜は免疫療法剤よりも抗ガン作用が高い**と見なしているのだ。

また、**農水省食品総合研究所の実験報告では、ナス、ブロッコリー、小松菜、ほうれんそう、さつまいもなどのスポンジ形野菜には、肉や魚を焼いた時の発ガン性毒素を抑制させる**ことが公表されている。

これらの毒だしに効果のあるスポンジ形野菜は、その形状に特性があり、普通以上に毒素を吸着、排泄してくれるというのだ。

スーパー、コンビニなどの加工食品は食品添加物や農薬まみれとなっているので、スポンジ形野菜を日常的に摂り、毒素を吸着、排泄することが健康を維持する秘訣なわけだ。

Ⅱ 腸内の悪玉菌殺菌作用で腸管を正常化

●10～20分で大腸菌やブドウ球菌を殺菌

人間の腸内には1000種類、100兆個から600兆個もの細菌が共棲していることがわかっている。

腸内細菌は便宜上、善玉菌、日和見菌、悪玉菌に分類されている。たとえば、**ブドウ球菌や大腸菌、ウェルシュ菌などは悪玉菌、乳酸桿菌やビフィズス菌などは善玉菌とされる。健康な腸内では善玉菌と悪玉菌の2種類が全体の30%を占め、残り70%が日和見菌というバランス**になっている。

ところが、農薬や化学物質などが腸内に入ってくると、大腸菌やブドウ球菌などの悪玉菌が増殖し、日和見菌も悪玉菌に加勢するため、腸内細菌叢は一気に悪玉菌優位の環境となってしまう。

試験液の生菌数測定結果

試験菌	対象	濃度	生菌数(/mL)			
			開始時	10分後	30分後	60分後
大腸菌(O157:H7)	検体	原液	–	4.5×10^5	20	＜10
		20倍希釈	–	5.5×10^5	6.3×10^5	7.1×10^5
	対照	＊＊＊	4.5×10^5	–	–	7.0×10^5
緑膿菌	検体	原液	–	＜10	＜10	＜10
		20倍希釈	–	3.1×10^5	1.4×10^5	6.5×10^4
	対照	＊＊＊	5.0×10^5	–	–	5.9×10^5
サルモネラ	検体	原液	–	＜10	＜10	＜10
		20倍希釈	–	6.3×10^5	3.4×10^5	2.9×10^5
	対照	＊＊＊	6.8×10^5	–	–	7.0×10^5

試験菌	対象	濃度	生菌数(/mL)					
			開始時	10分後	60分後	70分後	90分後	120分後
黄色ブドウ球菌	検体	原液	–	30	＜10	＜10	＜10	＜10
		20倍希釈	–	3.6×10^5	3.2×10^5	3.1×10^5	3.1×10^5	3.0×10^5
	対照	＊＊＊	4.6×10^5	–	5.0×10^5	5.0×10^5	4.3×10^5	4.0×10^5

＜10:検出せず　保存温度:室温　対照:生理食塩水

鉱物ミネラルは大腸菌や黄色ブドウ球菌など検出限界まで殺菌する
(日本食品分析センター調べ)

逆に乳酸菌飲料や味噌などの発酵食品を摂ると、善玉菌が増殖し、日和見菌も善玉菌に加勢するため、腸内環境は善玉菌優位になる。まさしく腸が健康になるのだ。それによって、消化、吸収、解毒、排泄などの生理作用が正常に機能する。

腸には、膵臓や肝臓など他の臓器をコントロールする働きがあることや、**消化吸収を自律的に調整して体重を正常化したり、コレステロールの調整作用を担っている**こともわかってきている。

腸内細菌の働きも合わせて考えると、〝腸は第二の脳〟と言われるのも納得で

年齢とともに変わる腸内細菌叢（模式図）

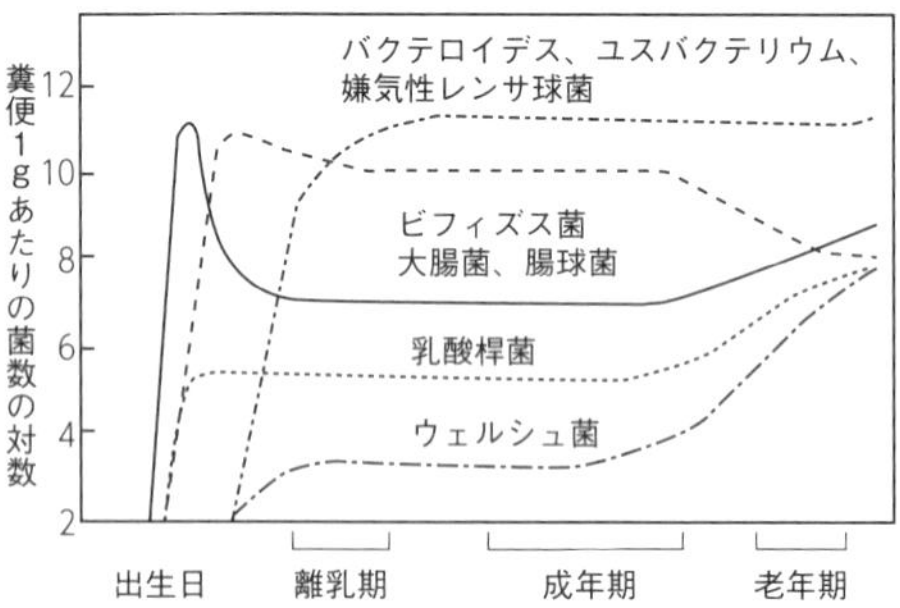

《光岡知足氏の研究》

腸内細菌叢の構成

1000種類以上、
100兆から600兆個の細菌

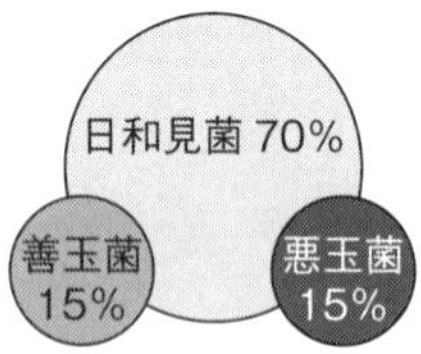

善玉菌：乳酸桿菌
ビフィズス菌
悪玉菌：ブドウ球菌
大腸菌
ウェルシュ菌

腸内細菌叢が善玉菌優位の環境になれば健康が維持される

きる。それを裏付けるように、日本語には〝腹が立つ〟〝断腸の思い〟〝腹を割って話す〟〝腹を括る〟〝腹が据わる〟といった腹を使う言葉が古来から多い。

鉱物ミネラルは、それほど重要な役割を担っている腸内環境を善玉菌優位の状態に変えてくれるのだ。たとえば、**大腸菌や黄色ブドウ球菌、緑膿菌などの悪玉菌が10分～20分後には、検出不能になるくらいまで消滅**し、善玉菌優位の状態に変わってしまうのだ。

●「腸管免疫」こそ免疫システムの主役

腸管には体内の免疫細胞の70～80%が存在しているいることがわかっている。小腸は体の内部にあるが、食品や水、異物などと直に接触するので、「内

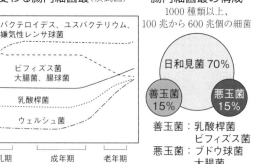

なる外」と言われる。

もし**食物や水などと一緒に細菌やウイルスが腸内に侵入した場合に備えて、腸管にはマクロファージやナチュラルキラー（ＮＫ）細胞といった免疫細胞が集中している。**それによって腸は免疫機能を発揮する。この機能は「腸管免疫」ともいわれる。

人体では常時、ガン細胞が１日３０００個から５０００個前後発生しているといわれるが、これを撃退してくれるのも腸管免疫である。

このシステムは大きく第１次防衛部隊と第２次防衛部隊で構成されている。たとえば細菌やウイルスが侵入してきたり、ガンが発生したりすると、自然免疫ともいわれる第一防衛部隊の属するマクロファージが敵を捕獲して食べる。貪食細胞ともいわれるのはこのためだ。

同じく第一防衛部隊に属するＮＫ細胞は独自に体内をパトロールし、敵を発見すると、酵素ロケットを発射して破壊する。

細菌やウイルスが体内に侵入しても、ガン細胞が発生しても、すぐに感染症やガンを発症しないのは、このマクロファージとＮＫ細胞が活躍してくれているからだ。しかし、細菌やウイルス、ガン細胞と免疫細胞の力関係が逆転すると、感染症やガンが

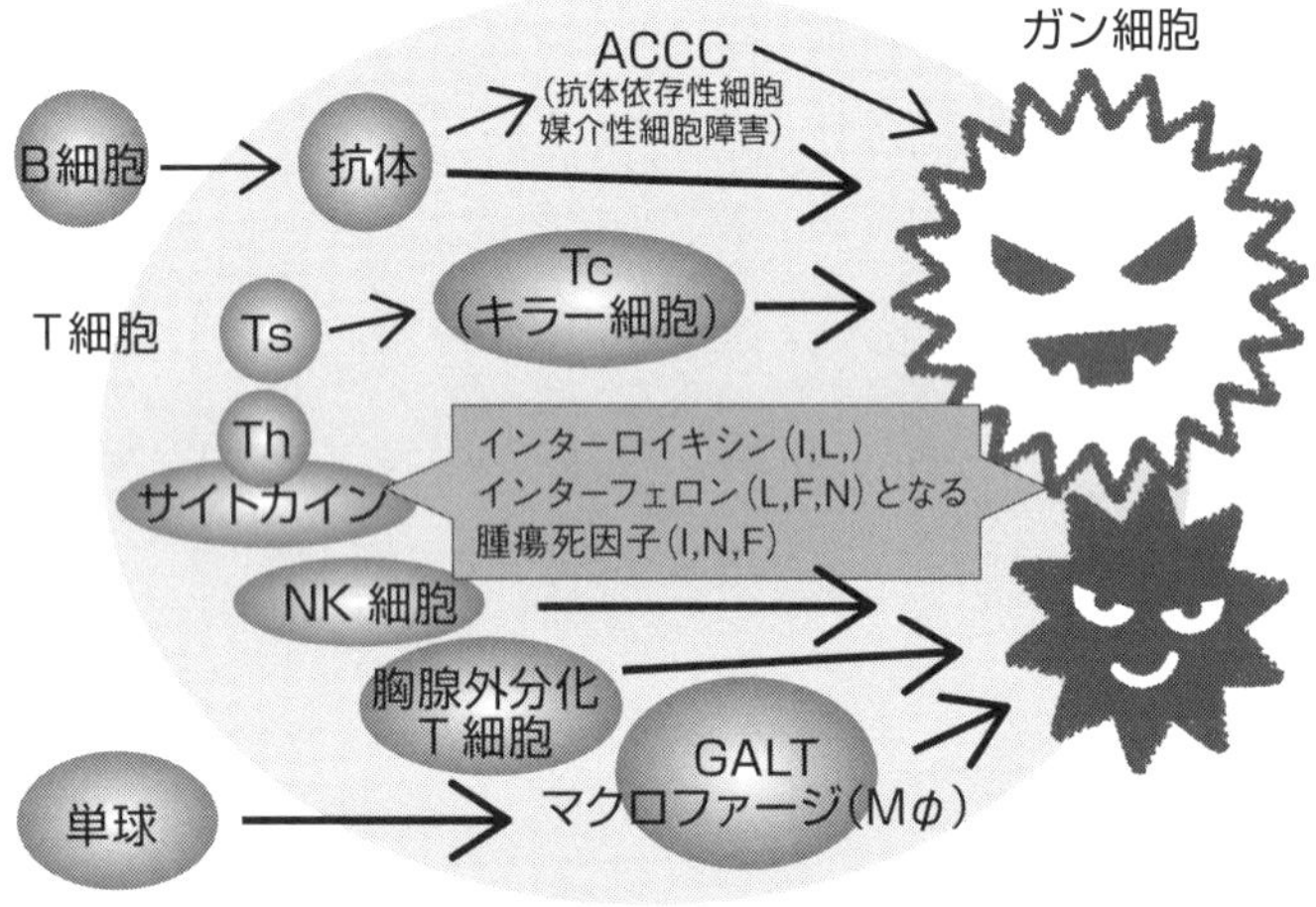

ガン細胞に立ち向かうリンパ球(「自然免疫療法入門」より)

発症してしまう。

ガン細胞が1ミリから1センチの大きさに成長し、CTやペット検査で捉えられるまでには、10年から20年かかるといわれる。その間に、マクロファージやNK細胞がガン細胞を退治してくれればガンを発症することはないが、限界に達しそうになると、信号を発し、救援を求める。

この救援を受けるのがヘルパーT細胞という司令長官だ。この司令長官はマクロファージの力を増強するためにインターフェロン(IFN-γ)を発射し、キラー細胞やB細胞という免疫細胞に強力な武器を持って戦うよう命令を出す。これらが第二次防衛部隊だ。

ガンと闘う白血球の種類

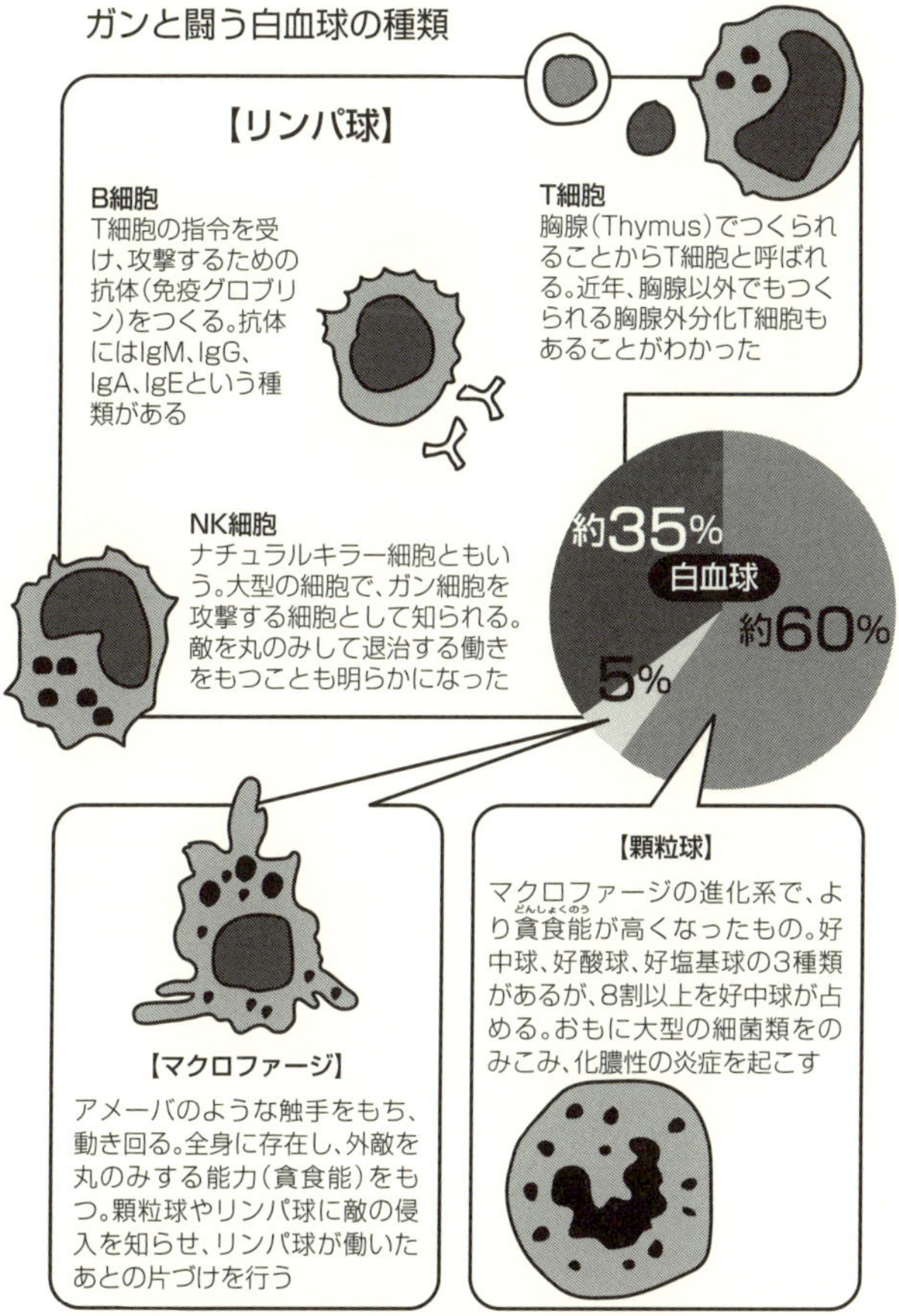
【リンパ球】
B細胞
T細胞の指令を受け、攻撃するための抗体(免疫グロブリン)をつくる。抗体にはIgM、IgG、IgA、IgEという種類がある
T細胞
胸腺(Thymus)でつくられることからT細胞と呼ばれる。近年、胸腺以外でもつくられる胸腺外分化T細胞もあることがわかった
NK細胞
ナチュラルキラー細胞ともいう。大型の細胞で、ガン細胞を攻撃する細胞として知られる。敵を丸のみして退治する働きをもつことも明らかになった
約35%
白血球
約60%
5%
【マクロファージ】
アメーバのような触手をもち、動き回る。全身に存在し、外敵を丸のみする能力(貪食能)をもつ。顆粒球やリンパ球に敵の侵入を知らせ、リンパ球が働いたあとの片づけを行う
【顆粒球】
マクロファージの進化系で、より貪食能《どんしょくのう》が高くなったもの。好中球、好酸球、好塩基球の3種類があるが、8割以上を好中球が占める。おもに大型の細菌類をのみこみ、化膿性の炎症を起こす

体内の免疫システムとは？

第一攻撃隊	マクロファージやNK細胞、樹上細胞が異物を攻撃
第二攻撃隊	免疫司令長官のヘルパーＴ細胞が指令を発し、B・T細胞が出撃する

ガンに罹らないのは、２段階の免疫システムが機能しているからだ
(出典:「がん死ゼロの革命」上部一馬／ヒカルランド)

キラーT細胞は、殺し屋の異名があり、感染細胞やガン細胞に穴をあける毒素を分泌し、この穴の中にガン細胞を破壊する酵素ロケットをぶち込む。

B細胞は高度な免疫反応を有し、敵に対してさまざまな武器を発射する。一度、敵を認識するとそれを記憶し、忘れない能力をもっている。これはB細胞の「ブースター効果」とも呼ばれる。たとえば、一度はしかに罹ると二度と罹らないのは、このB細胞の働きによるものと考えられている。

第1次防衛部隊をパトロール隊と呼ぶなら、第2次防衛部隊は特殊任務を帯びたコマンド隊ともいえる。これら二つの防衛部隊が活動しているので、私たちは病に罹らず、安泰でいられるのだ。

●鉱物ミネラルは腸壁を正常化し、免疫力を高める

前述した腸管免疫の機能があるお陰で、私たちの体は「体に良いものは積極的に取り込み、体に悪いものは排除する」ことができているのだ。この腸管免疫について、近年の研究でさらにその仕組みが明確になってきている。

腸管の粘膜にある「パイエル板」がその役目を担っていることが判明したのだ。パイエル板は、小腸の下部に約180から240カ所、小腸全体でおよそ1500カ所、大腸には150カ所存在する。

細菌やウイルスなど、さまざまな異物が腸内に侵入してくると、パイエル板の中央の凹んだ部分にマクロファージやNK細胞などが集まってきて、免疫機能を発揮するという。

ガンの治療でも、腸壁を正常化し、パイエル板が機能しやすくして免疫機能を高めることが重要になってくる。国内で末期ガンでも高い治癒率を誇る「ガーデンクリニック中町」（世田谷区）で行なわれる療法でも、このことが重視されている。実際には、ファスティング（断食）することで小腸に蓄積した有害物質を排泄する食養生が行なわれている。その後、温熱療法、善玉菌を増やす乳酸菌サプリや生ジュースなどの摂取も行なわれる。これらはすべて腸管免疫を活性化するためだ。

ある**著名な大学医学部で、鉱物ミネラルを使った臨床を続けた結果、高い治癒率を示した**といわれる。**そこで内視鏡を使って腸内を検査すると、腸壁がキレイになっているこ とが判明**した。このことは、鉱物ミネラルが腸管免疫を高める働きをしていることを示していると考えられる。

とは言え、国内の大学病院やがんセンターに入院した場合、抗ガン剤が未だにほとんどのケースに使用されるのが現実だ。

「統合医学医師の会」の元会長である宗像久男氏は、

「**抗ガン剤を使うと言われたら患者は、〝それを使って私のガンは治るのですか〟〝先生はどれくらいガンを治してきたのですか〟**ぐらいは、怒鳴られようが、出て行けと言われようが最低問うべきです。何も言わないから、医師は増長するのです」と患者の姿勢にも問題があることを指摘している。

海外では、抗ガン剤を使うと、逆にガン細胞を増殖させてしまうというのが常識だ。常識が通らないのが、日本の医療界なのだ。筆者は最近まで、人はなぜ医師になるのか、その動機が何かを知らなかった。信じられないが、儲かるので医師になるという動機も大きいことがわかった。

WHOが2014年5月、抗ガン剤の害毒性を認め、加盟国に使用禁止を通達した。欧米諸国では、抗ガン剤の使用は徐々に減りだしてきたようだ。

ガン死増加に歯止めをかけ、ガン死が毎年3000人ずつ減少している米国では、抗

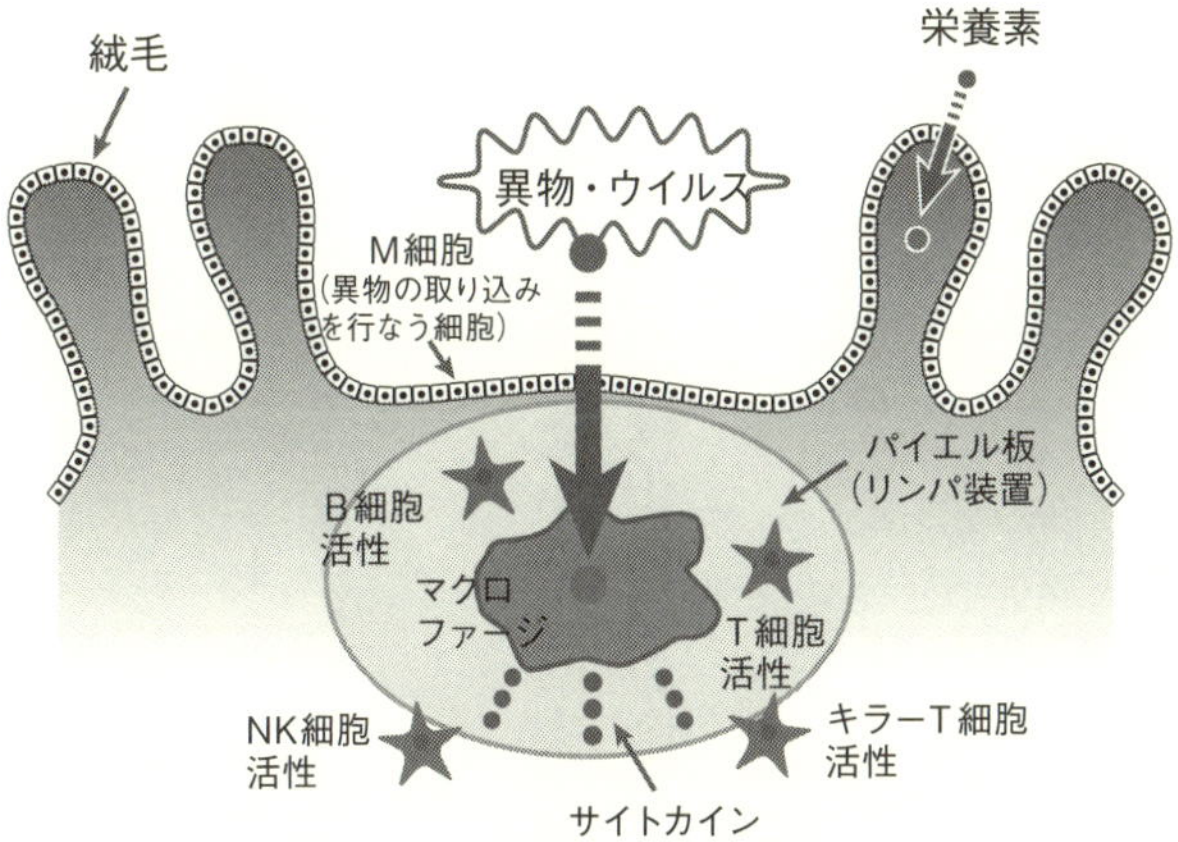

脳のパイエル板と免疫細胞の関係

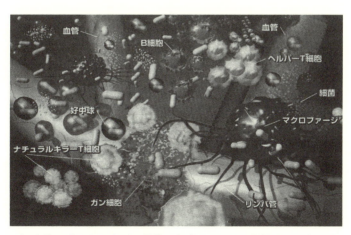

ガン細胞やウイルスなどの異物は免疫システムで駆逐される（上の図とともに『温熱･多角的免疫強化療法』中央アート出版社より）

ガン剤や放射線を使う西洋医学一辺倒の療法に、栄養療法や運動療法、サプリメント療法などを加えて免疫を高める療法に転じたことが奏功している。

〝日本の常識は世界の非常識〟でもあるのだ。

前述したように、鉱物ミネラルには腸壁を正常化して免疫力を強化する作用があるので、ガンの代替療法に欠かしてはならない武器と言える。

●遺伝子組み換え小麦の除去と鉱物ミネラルによる腸管免疫の活性化を組み合わせる

近年、欧米でリーキ・ガット（腸管壁浸漏）症候群が注目されている。これは、『いつものパン」があなたを殺す』（デイビッド・パールマター／クリスティン・ロバーグ著／白澤卓二訳）によれば、小腸の絨毛が何らかの原因で炎症を起こし、消化不良となった食物の粒子が血液中に取り込まれることで起こる疾患であるという。

日本では、まだあまり知られていないが、これは遺伝子組み換え作物（ＧＭＯ）によって引き起こされているというのだ。

小麦を食べると頭が悪くなる！

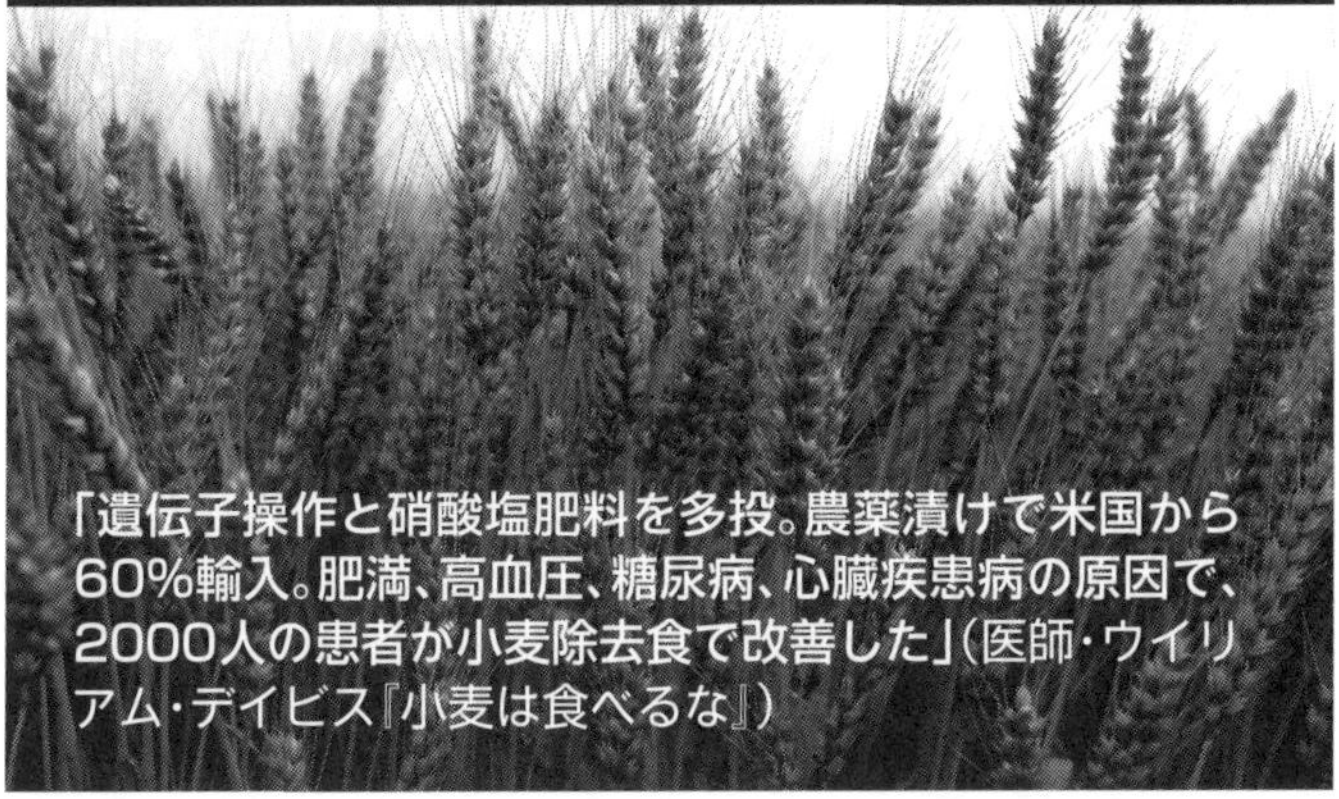
「遺伝子操作と硝酸塩肥料を多投。農薬漬けで米国から
60％輸入。肥満、高血圧、糖尿病、心臓疾患病の原因で、
2000人の患者が小麦除去食で改善した」（医師・ウイリアム・デイビス『小麦は食べるな』）

遺伝子組み換え小麦の除去食をするだけで短期間に生活習慣病は改善する

実際には、**このリーキ・ガッド症候群によって喘息や鼻炎、花粉症、食物アレルギー、アトピー性皮膚炎などが発症する**ほか、**膠原病、クローン病、多くの神経疾患、潰瘍性大腸炎といった難病、糖尿病や心臓病、肝障害、脳卒中、肥満といった慢性病も引き起こされる可能性がある**というのだ。

『小麦を食べるな』の著者ウイリアム・デイビス医師も、この著書の中で同様な見解を示している。「遺伝子操作された小麦は心臓病や認知症を含む神経障害を起こし、老化を早め、うつ、無気力を引き起こす」としたうえで、2000人の患者に小麦除去食を実践した結果、**「高血圧、内臓・脳疾患、関節炎、骨粗しょう症、リウマチ、潰瘍性**

大腸炎、過敏性腸症候群（ＩＢＳ）、胃酸逆流、痛風、白内障、末梢神経障害、小脳性運動失調、口内炎を含む皮膚疾患、喘息から脱毛、炎症、ニキビまで、すべて小麦が原因だ」と述べている。

また、統合失調症などの精神疾患も小麦除去食で改善が可能で、精神疾患や中枢神経に与える影響では、小麦の右に出る食べ物はないと結論づけている。前述した病については、早い人は２週間から２カ月で病を克服できるという。

現在、日本で流通する小麦粉のほとんどは輸入ものであり、米国産の遺伝子組み換え小麦が80％以上に達しているともいわれる。だから、あなたが食べているパン、スパゲティ、パスタ、ラーメン、焼きそば、うどんなどはほとんど遺伝子組み換え小麦に間違いない。

もし、あなたが前出の症状に悩まされていたら、まず国産物か、オーガニック認証のある小麦製品に切り替えてみること、そして鉱物ミネラルで腸管免疫を活性化することをおすすめする。

●腸管造血論から見える鉱物ミネラルの可能性

〝あなたはあなたが食べたもの、飲んだもので作られる〟

これは、前述したようにロジャー・ウイリアム博士の至言である。今から60年以上前に、それと同じことを説いていた博士がいる。『腸管造血論』『赤血球分化論』を説いた天才・千島喜久男博士だ。

博士の説いた考えを簡単に述べれば、次のようになる。

◎消化された食べ物が赤血球になる

◎赤血球は腸で作られる（腸管造血論）

◎赤血球は体の全組織、全細胞に変化する（赤血球分化論）

◎毛細血管の先端は開いていて、赤血球は組織と組織の間に入り込み、新しい細胞に新生する（細胞新生説）

◎体が病気に向かうと、赤血球はガン細胞や炎症細胞などの病巣細胞となる

◎断食や大量の出血の後には、全ての組織細胞は赤血球に逆戻りする（赤血球と組織の可逆的分化説）

以上だが、博士がすすめた養生法は小食、菜食、咀嚼であった。

また博士は、ガンができる出発点は「全て腸の汚れ、または腸内がアンモニア物質（ニトロソアミン他）でいっぱいになった結果、良い血ができず、どろどろの血（瘀血）が流れ、酸素不足になることである」と考えていたという。

千島博士の考えに賛同し、断食と酵素栄養学を実践しながら、難病やガン治療に取り組んでいる鶴見隆史院長は、その著書『真実のガン治しの秘策』（中央アート出版）で、「ファスティング（断食）が病気治し、ガン治しの絶対的必須事項である。それを行なうことで病気が治るのは、千島博士の可逆的分化説が正しいからでないでしょうか」と述べている。

結論を言えば、**「悪い物を食べ続け、ガンを発症したとしても、断食を行ない、正しい食物に切り替えれば、ガンは赤血球に変成し、やがて腸管に戻って便として排泄される」**というのだ。

あらゆる組織細胞は赤血球から分化するというのが「赤血球分化論」だが、その逆もある。ガン細胞や異常な組織細胞が赤血球に戻り、排泄されるというのが千島博士の考えだったようだ。

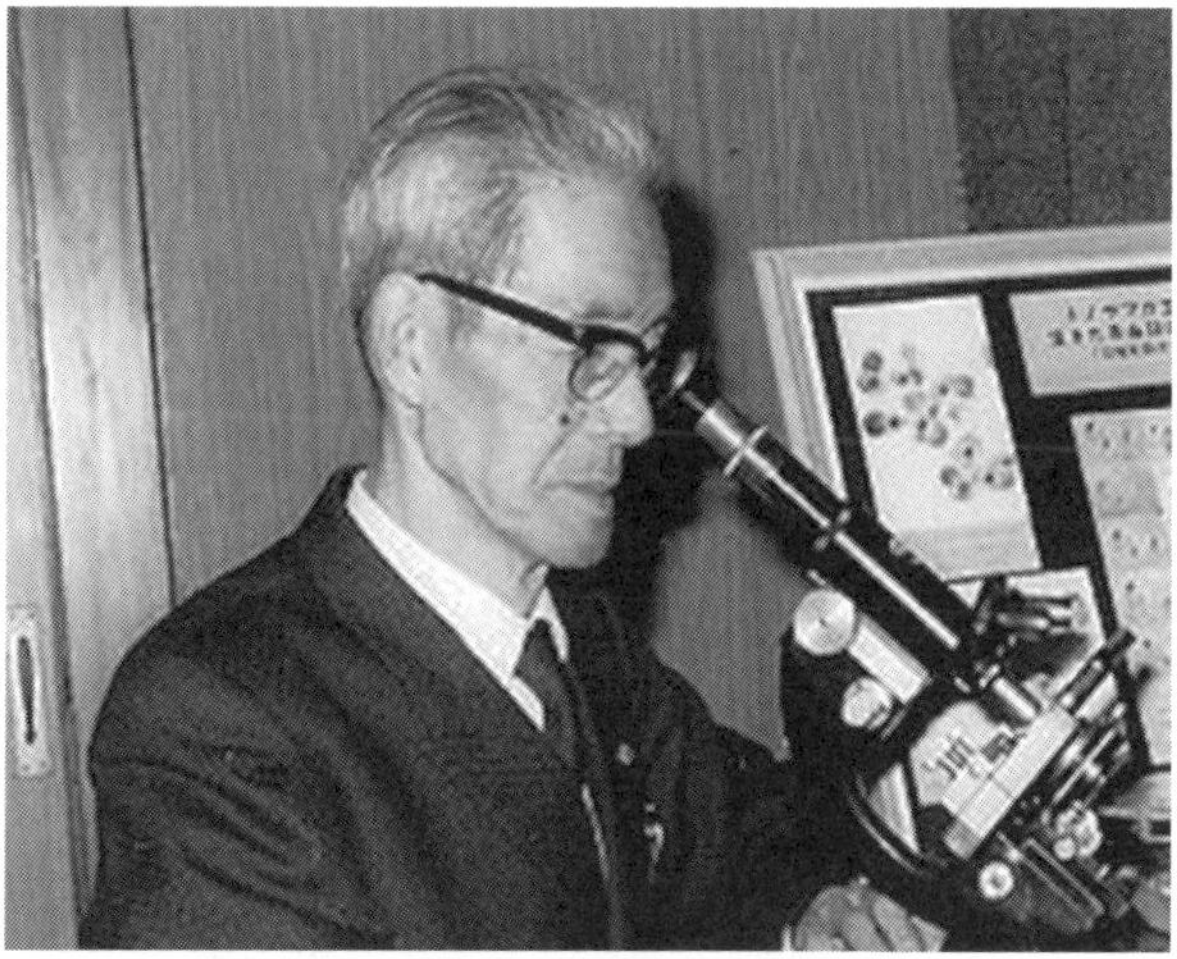

50年以上前、千島喜久男博士は、腸管造血論を発表していた

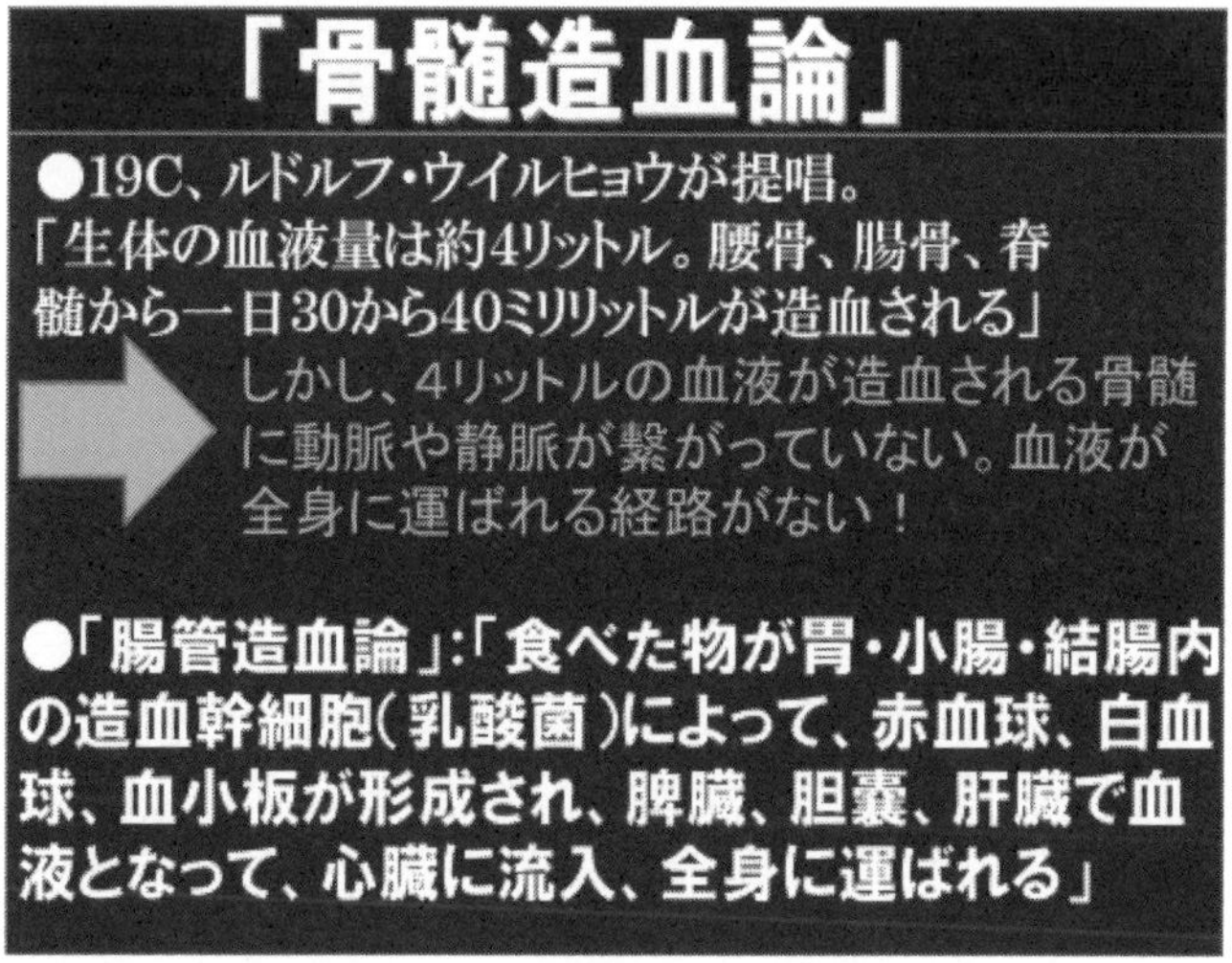

腸管造血論は代替療法家や食養家にとっては王道だ

いずれにしても、博士の腸管造血論では腸が要になっている。その腸が汚れていると、いい造血作用も行なわれなくなる。まさしく、腸の汚れが万病の源ということになるわけだ。

逆にいえば、腸をきれいにすることが健康の基本であるといえる。鉱物ミネラルの優れた特徴の一つが腸をきれいにすることにある。ミネラルの補給にとどまらず、体全体の健康増進のためにも、鉱物ミネラルは強い味方になってくれそうだ。

●〝五体不満足〟氏の複数不倫発覚事件は、骨髄造血説を否定する

現代医学では〝血液は骨髄で作られる〟が定説となっているので、西洋医学が絶対と思っている医師や学識者には、異論があるはずだ。

じつは、造血幹細胞が骨髄において造血を開始した証拠は医学界では未だに発見されてはいないらしい。骨髄造血説が正しければ、たとえば手足を切断されると、十分に血液が作られず、常に貧血を呈してしまうことになる。

千島博士の考えに賛同した森下自然医学を提唱する森下敬一医学博士も、終戦後、手

足を切断した患者を診ても貧血を呈した患者はいなかったと述べている。さらにミミズを調べると、骨髄がなくても腸内で血液が作られていた。そのことも、森下博士が千島説を後追するきっかけとなったようだ。

また、2、3年前、5、6人の女性との不倫関係がばれた〝五体不満足〟氏は、精力絶倫だったはずだ。手足がなく、骨髄から血液が作られなかったら、そのように5、6人の女性と情交と重ねることは不可能ではないか。

こうしたことからも骨髄で血液が作られる骨髄造血説は、矛盾を露呈しているのではないだろうか。さらに骨髄には4リットルから5リットルもの血液を作り、全身に流通させるルートは発見されていないという説もある。

古来、中国でも〝食は血となり、血は肉となる〟との諺があった。病は悪い食物を食べ続け、それが消化され血液となって、全身に運ばれた結果、細胞が異常を呈し、発病したのが要因ではないだろうか。

したがって、悪い食べ物を廃し、良い食べ物に切り替えれば、小腸で血液が再生され、浄化された血液が細胞に届けられ、病は改善していくのが正しいのではないだろうか。

それゆえ、栄養素が豊富でオーガニック栽培された野菜や果物は、小腸で新鮮な血液となって、細胞組織を活性化するはずだ。

近年、**万病の要因と言われ始めたリーキ・ガット症候群は、鉱物ミネラルを補給することで、腸内細菌叢を改善、腸壁を正常化できるので、血液を浄化再生、キレイな赤血球が組織細胞を再生し、丈夫な健康体に戻してくれる**のに違いない。

第4章

有害物質を除去する養生法のススメ

I 農薬汚染、放射線被曝を抑制する養生法

●鉱物ミネラルは農薬を90%以上除去する

前章まで、ガンや慢性病など難治性疾患を招くのは、農薬や食品添加物、そして遺伝子組み換え食品が大きな要因であることを綴ってきた。

2017年、安倍自公政権は〝日本自滅法令〟とも言える政策を決議、『種子法』は2018年4月から廃止され、モンサントのGM食品とF1種、そして除草剤『グリホサート』のセット販売をスタートさせている。こうした国民を窮地に追い込む政権は辞任に追い込まねばならない。また、この法律を早急に廃止し、自分の健康を保持する養生法の実践が必要だ。

最初にネオニコ系農薬や、食品残留基準値をこれまでの最大400倍も規制緩和された除草剤『ラウンドアップ』、および『グリホサート』漬けとなった野菜や果物から

どうやって農薬を除去し、安全性を高めることができるのか。

一番ベストな選択は、オーガニック認証のある農産物を通販や自然食品店、生協などを通じて購入、スーパーで売られる慣行栽培の農産物は食べないことだ。

また、農水省やＪＡ農協が推奨する慣行栽培の農産物の不買運動を起こさないことには、モンサント、バイエルの圧力から逃れることは難しい。むろんのこと、直接、消費者が厚労省や農水省にＦＡＸ、またはメールを流し、反対を表明することも大いに意義がある。

グリーンピースジャパンは、署名活動を持って大手スーパーに直訴することで、オーガニックコーナーの拡大に成功しているのが好例だ。

農産物の残留農薬を除去する場合、黒雲母花崗岩を食用硫酸で溶解、希釈した鉱物ミネラルを使うのも効果的な一つの方法だ。

まず、透明のボールに水を1リットルほど入れ、ミネラル希釈溶液2ccを添加、野菜や果物、また肉、魚肉などに分け、15分から20分ほど浸しておけば良い。これで農薬は90％以上除去できることが日本食品分析センターの試験で判明している。

試験では、ナスを鉱物ミネラル40倍希釈液に浸した。

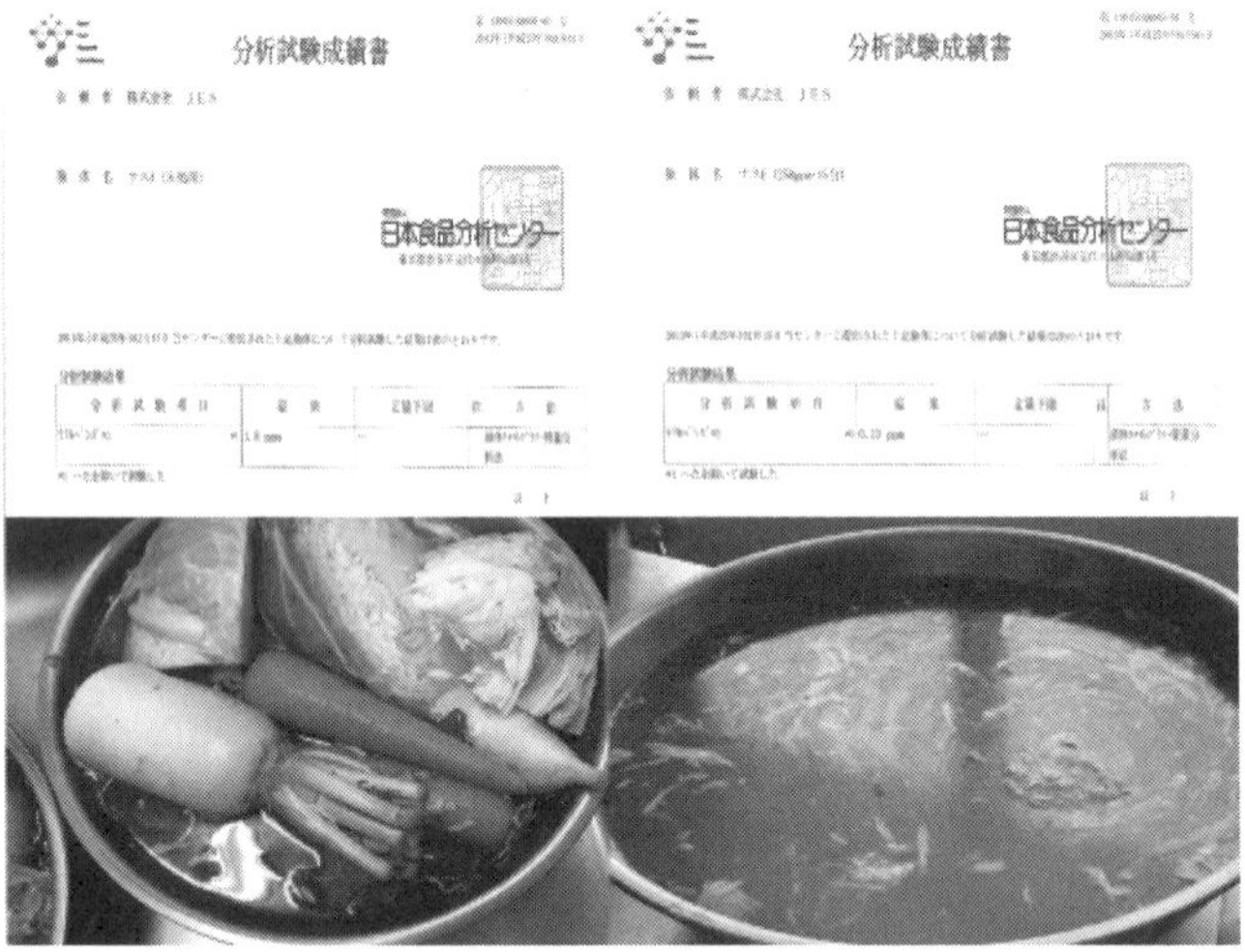

生体ミネラルが入ったボールに農産物を入れ、15分から20分ほど浸すことで、90％以上の農薬が除去できた

鉱物ミネラルの添加前は、ナスの残留農薬値は1・8ppmほどが検出された。添加15分後、残留農薬値は0・1ppmほどに削減された。この濃度はEUの食品残留基準値なみの濃度だ。およそ94％の農薬が除去されたことが分析されたわけだ。

肉の場合も15分前後、ミネラル希釈溶液に浸すことで成長ホルモン剤や抗生物質の除去が期待できる。

鉱物ミネラルや温熱療法などの代替療法で難治性疾患の治療にあたる高浜はま子療術院院長は、**「スーパーで販売されているお肉は、ほとんど遺伝子組み換え飼料で育てられ、ホルモン剤や**

抗生物質などが混じっていますので、肉を食べる場合、必ず水が入ったボールに肉を15分ほど浸します。そうすると、ボール表面にギトギトした薬剤のようなものが浮かびます。こうすることで、肉も軟らかくなり、安心して食べられます」という。

ネオニコ系農薬は、ちょっと水で洗っただけでは落ちにくい。この場合も、鉱物ミネラルに浸すのが効果的である。以下の実験で、そのことが実証されている。

撥水加工された段ボールの３つの区分に、それぞれ鉱物ミネラルの希釈液と水道水、鉱物ミネラル10倍濃縮液を少量ずつ垂らして、浸透度を比較した。まず開始して10分後では、鉱物ミネラルの希釈液区と10倍濃縮液区では段ボールへの浸透が広がっていた。しかし、水道水区では、段ボールが撥水加工されているため、ほとんど浸透していなかった。

さらに開始して30分後に段ボール表面の水を拭き取り、シミの様子を見ると、シミの大きさは鉱物ミネラル10倍濃縮液区＞鉱物ミネラル希釈液区＞水道水区の順となった。

この実験から、鉱物ミネラル10倍濃縮液と希釈液の場合はイオン化されているので、段ボール表面の撥水加工物質が分解され、液が浸透したと考えられる。

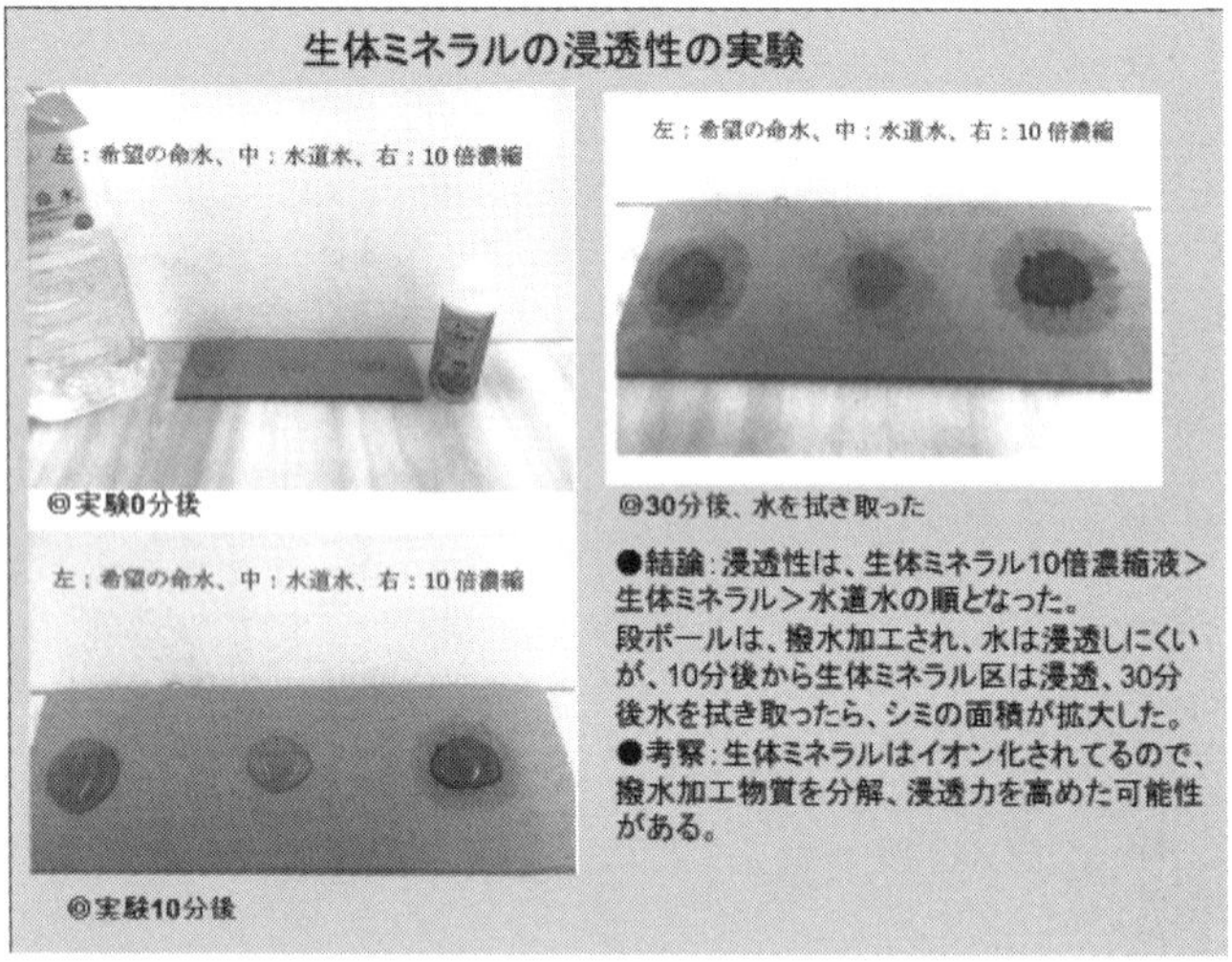

生体ミネラルは浸透性が強いので野菜や果物にも浸透、農薬を分解する力がある

味の面での変化も認められた。希釈液に浸して農薬を除去した後のレタス、トマト、キュウリなどは甘みが増し、美味しさがアップ。エグイ農薬の味が除去され、本来の野菜の味に戻るようだ。食材に付着した薬剤や添加物がミネラルのキレート反応で除去されるからだ。

希釈液に浸した野菜を子どもに出すと、野菜嫌いが野菜好きになったという話も少なくないという。

日本は農薬の使用量で世界1位、2位である。たとえば、キュウリは42回、ピーマンは32回、トマトは46回、ナスは36回、いちごは60回も農薬を散布するようだ。これには消費者の責任もある。曲がっていたり、大きさが不揃いだったりすると消費者が購入しないからだ。

なお、鉱物ミネラルの溶液は健康飲料としても抜群の効果があり、ガンや糖尿病、高血圧など慢性病の改善に関する医療機関からの報告も多数ある。

鉱物ミネラルの溶液を毎日、摂取することで、腸内は善玉菌優位の環境となり〝第二の脳〟と称される腸壁が正常化するので、有害物質の排泄促進も可能だ。前出の高浜はま子院長の著書『薬に頼らず病に克つ最強の食事術』（コスモ21）にも詳しいので、本書と併せてお読みいただければ幸いだ。

●味噌やワカメ、昆布などの海産物、玄米が被曝症状を抑制する

次に問題の放射能被曝を防ぐにはどうすれば良いのか。

これは2章でも述べたが、昭和20年8月、長崎の爆心地から1・4キロで開業し治療に当たっていた秋月辰一郎医師は、被曝当日、患者の治療に当たったが、そのとき行なったのは味噌、ワカメ、昆布などの海藻、玄米を毎食食べることだった。

とくに味噌の場合は、味噌中に含まれるバクテリアや酵素が放射線を分解し、また体内被曝で損傷した胃や小腸なども修復してくれるからだ。ただし、この場合の味噌は、国産の大豆と麹菌を使用し、1年以上寝かせて熟成したものに限る。

このことは広島大学原爆放射能医学研究所で行なわれた実験でも確認されている。乾燥赤味噌を餌に10％混ぜてマウスに与え、放射線に被曝したマウスの消化管の変化を観察した。

実験区分を普通の餌、味噌10％含む餌、味噌と同濃度の食塩を混ぜた餌、醤油を混ぜた餌に分け、それぞれ1週間与えた。その後、全てのマウスに同じ線量の放射線を全身照射し、3～5日後に小腸内の細胞がどれくらい再生されているかを調べた。

結果は、普通の餌群と食塩群で、線量の増加に伴い小腸内の細胞再生が著しく低下した。ところが、味噌10％群では、12Gy（10GyはX線照射の数千から数万倍の線量）の照射でも細胞が保たれ、再生力は明らかに増強されたことがわかった。

醤油群では味噌より効果は劣るものの小腸の再生が見られた。味噌も醤油も大豆を主原料に麹菌を使って発酵させているので、発酵過程で生じる酵素が放射線を分解したことが示唆されたのだ。

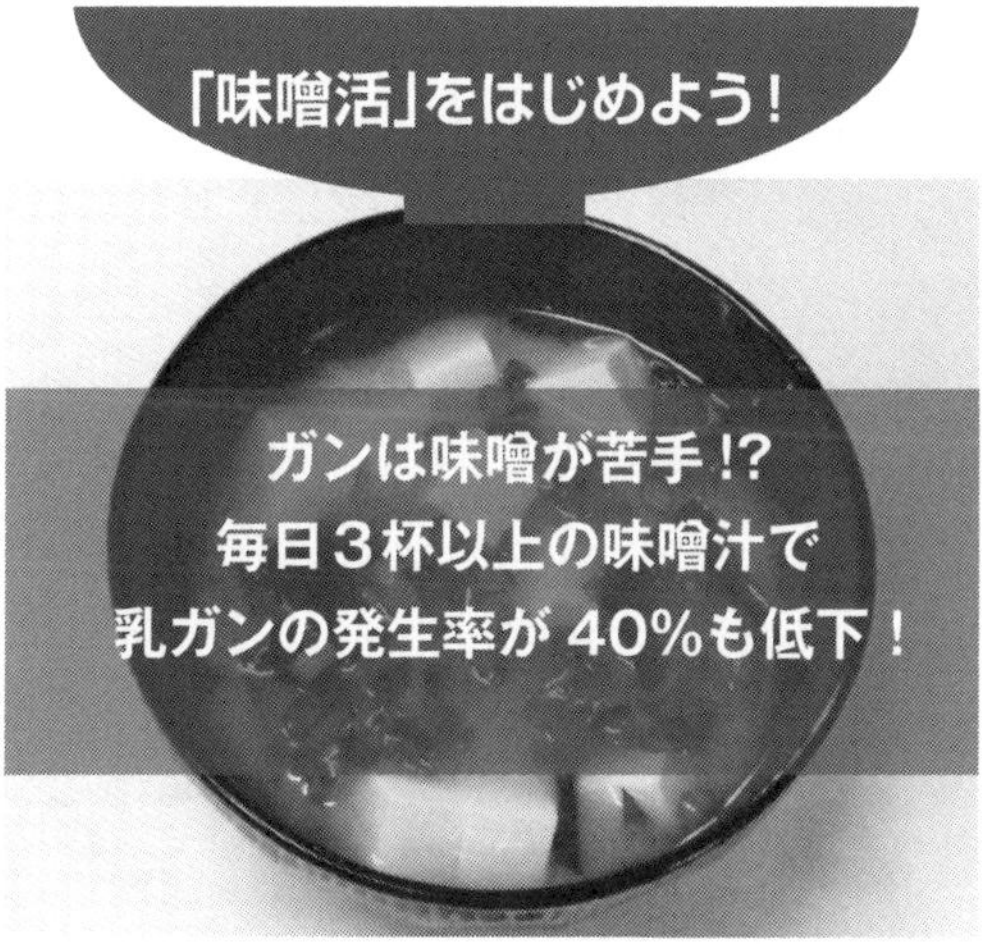

「約2000人を10年間追跡した疫学調査」（国立がんセンター調べ）

さらに同研究所では、放射線照射直後から味噌を与える実験も行なったところ、小腸の再生効果は確認できなかった。このことから同研究所では、「放射線障害に対する味噌の防御作用を期待するには、十分な量の味噌を長期間摂取し、味噌の有効成分の血中濃度が一定レベルに維持されていることが必須条件になると考えられる」と結論づけた。

放射線の分解のほかに、味噌汁には抗ガン作用があることが国立がんセンターの平山雄博士が行なった疫学調査で判明している。博士は、「毎日味噌汁を飲んでいる人は飲まない人よりもガン死の死亡率が顕著に

味噌汁は一杯、三里の力

一杯の味噌汁は三里（約12キロ）歩いても疲れないほど力が出せるというたとえ。「味噌豆は七里帰っても食え」もあり、味噌の大豆のおいしいことをたとえています。

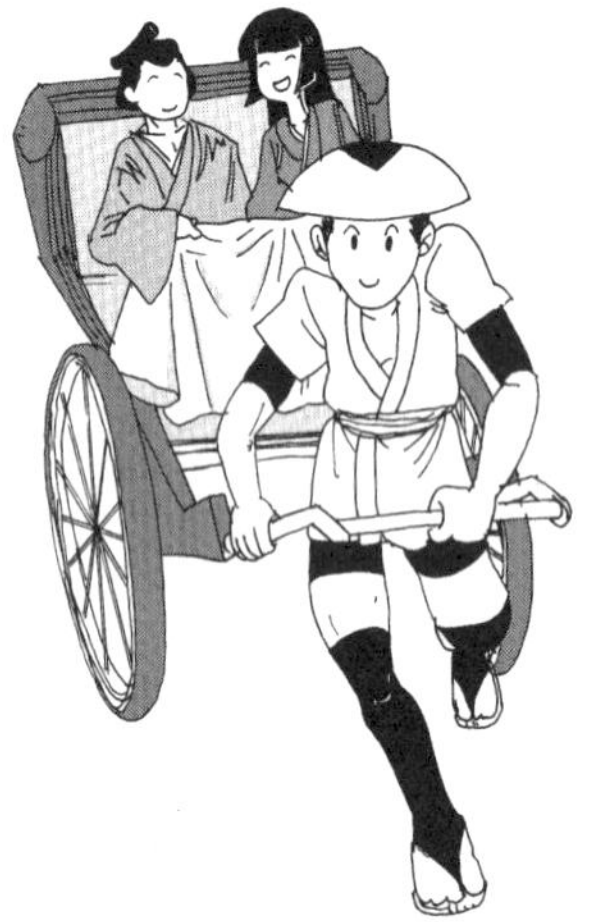

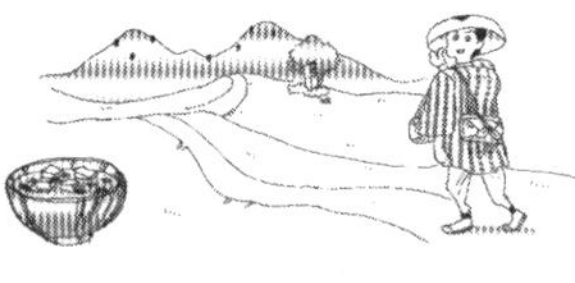

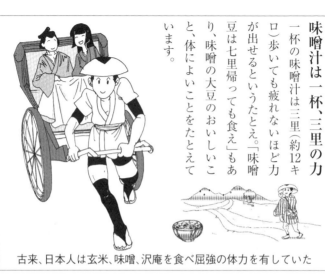

古来、日本人は玄米、味噌、沢庵を食べ屈強の体力を有していた

低い」と報告している。

　この疫学調査の追試も国立がんセンターによって行なわれている。それによれば、２０００人を10年間調査した結果、１日３杯以上、味噌汁を飲む人の乳ガンの発症率が40％も低いことが判明している。

　味噌には、「味噌は医者いらず」「味噌汁は朝の毒消し」「医者に金を払うより味噌屋に払え」「味噌で呑む一杯、酒に毒はなし」「味噌汁は一杯、三里の力」など諺が一杯ある。なかでも「味噌汁は一杯、三里の力」は、味噌のエネルギーの高さを裏付けている。三里は12キロなので、一杯の味噌汁で12キロも歩けるということだ。まさに味噌汁は、世界最強の健康食品と言えるのでは

味噌汁を飲む人ほど胃ガンによる死亡率が低い！

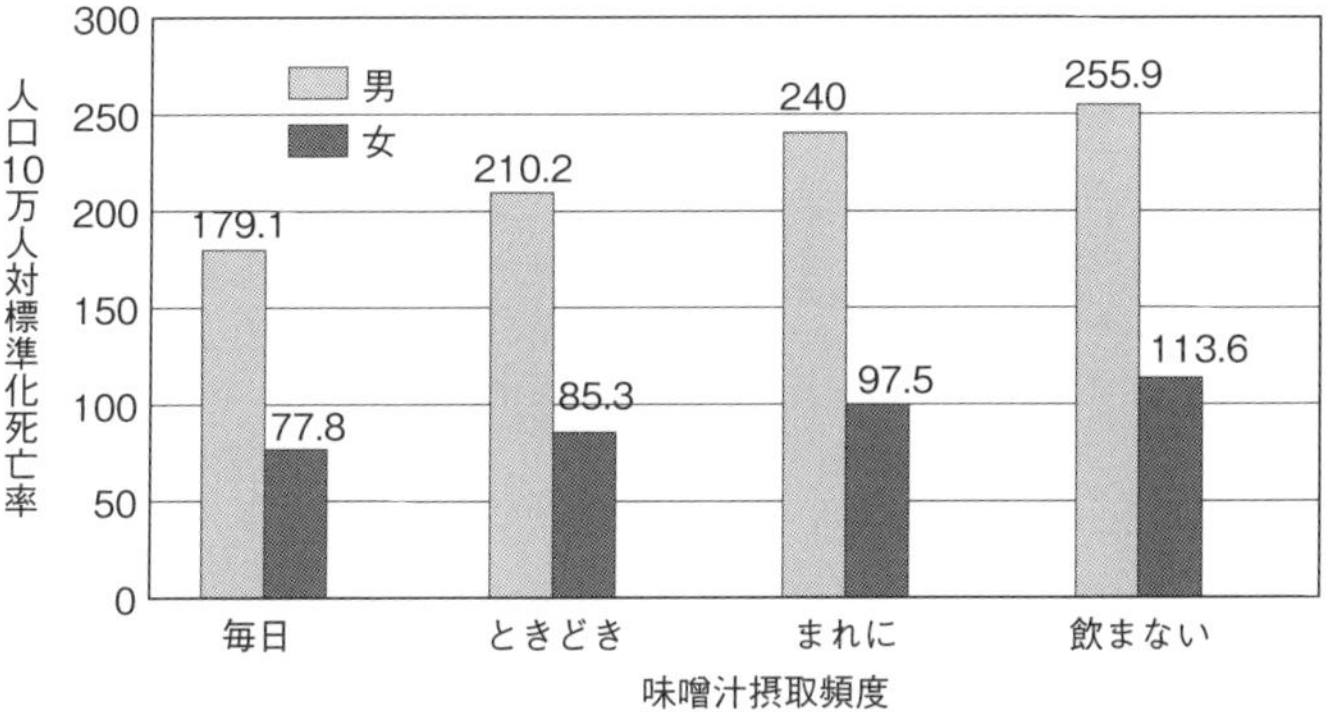

出典／国立がんセンター

ないだろうか。

被曝を防ぐために、国は放射線を吸収する働きがあるヨード剤を危険区域に配布するように指導している。ヨード剤の主成分はヨウ素だが、そのほかにも**ストロンチウムと構造式が似ているカルシウム、セシウムと構造式が似ているカリウムも、体内で放射線を吸収し抑制する。**

これらのミネラルは個々に摂るよりも、多くの種類のミネラルを含む鉱物ミネラルの溶液ならば、それだけ日常的に摂取しておけば心配はない。

チェルノブイリ原発事故の際、鉱物ミネラル開発者のS博士は、旧ソ連に提供したとのことだ。また、**福島の原発事故でメルトダウンした際、米国の原子力専門家のM氏の友人が被曝したが、鉱物ミネラルの溶液を摂取していたことで、ストロン**

チウムが骨に蓄積したにもかかわらず、3日間でストロンチウムがゼロになったという。

このほか、ヨウ素などのミネラルが豊富な根昆布をペットボトルに入れ、水抽出して飲むのも効果的といえる。

もちろんのこと、くどいようだが、味噌のほか、漬物、納豆などの発酵食品も同様に放射線の体内被曝による障害を抑制できるので日常的に摂るのがいい。

Ⅱ 「酵素玄米魚菜食」で体質改善

●玄米には生命機能の一切を担うビタミン・ミネラルが豊富

マクロビオティックの大家、久司道夫氏の活躍で一度は「玄米菜食」を試された方も多いと思われる。しかし病気でないかぎり、おそらく「美味しくない」「噛むのが面倒」などの理由で長続きしなかった人が多いのではないか。

筆者もその1人である。100回、200回も噛んでいる暇はない。食事に1時間も使ってはいられないのだ。ところが、**玄米を3日間加熱して発酵させた酵素玄米食の場合は、100回も200回も噛む必要はない。**柔らかでモチモチ感があり、普通に噛むだけで美味しく食べられる。幼稚園児や小学生でも喜んで食べる。

一升炊いておけば1週間は食べられる。オカズが少なくても栄養は満点。そのうえ、1週間も続ければ、代謝がアップし、お腹がへっこむのがわかる。2、3カ月続ければ、３、４キロ体重が減る。また、血糖・血圧も正常化する。半年、１年食べれば、20歳代のスーツが着られるようになる。アトピー、喘息などのアレルギーも治まる。**この酵素玄米食が国民の３分の１、５分の１に広がったら、10兆円から20兆円もの医療費削減だって可能性がある。**厚労省は現在、医療費削減を目指しているが、それには酵素玄米食のような食養生の啓蒙が必須なはずだ。

もともと玄米は白米に比べ、食物繊維が８倍も多い。食物繊維には余分なコレステロールや糖分、発ガン物質、ダイオキシンなどの化学物質を吸着し、排泄する働きをするといわれる。

とくに食物繊維のダイオキシン体外排除効果については、福岡県保健環境研究所が１９９７年11月に行なったテストでヌカが有効であることが証明されている。ヌカに含まれる食物繊維がダイオキシンを吸着し、フィチン酸の働きで体外に排泄される。

玄米が発酵すると、化学物質を吸着し排泄する機能が高まる。放射能汚染を除去する働きも期待できるのだから、**食べない手はない。おまけに酵素がいっぱいなので、消化酵素を節約できるほか、腸内は善玉菌優位の環境となり、腸壁は健全化する。**

発酵玄米に含まれる若返りのビタミンEは白米の１２００倍で、ビタミンB群、鉄、

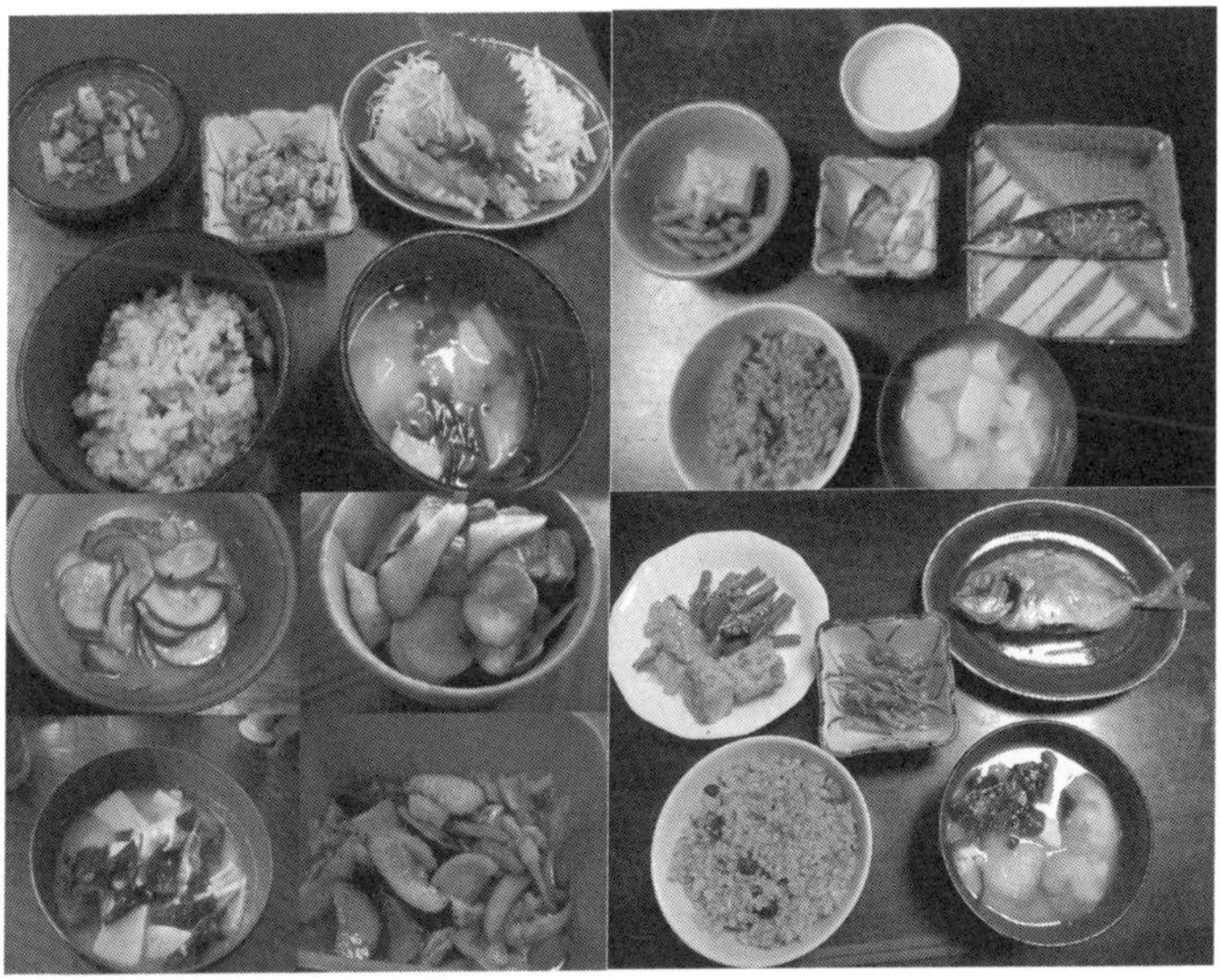

栄養豊富な酵素玄米は、軟らかく子供でも毎食食べられ、具沢山味噌汁とも相性がいい（写真提供・高浜療術院）

カルシウム、マグネシウムなどのミネラル類も豊富である。

その結果、**酵素玄米は骨粗しょう症や貧血の予防、体内酵素の活性化、代謝の活性化、細胞の活性化、神経や筋肉機能の正常化**といった効果が期待できる。

酵素玄米に青魚が付けば、体内でDHAやEPAが増えるので、脳を活性化したり、悪玉コレステロールや中性脂肪を減らしたりすることもできる。さらに**具沢山味噌汁、納豆、淡色野菜の漬け物を付ければ、世界最強の排毒と免疫活性のレシピが出来上がる。**

無農薬玄米や野菜が入手できない場合は、鉱物ミネラルの希釈液に15分から20分浸しておけばいい。

●玄米中に含まれる胚芽はコレステロールを低下させ、血管障害や心臓病を予防

玄米の胚芽に含まれる脂肪には、リノール酸やリノレン酸などの植物性不飽和脂肪酸がたっぷり含まれている。これが血中のコレステロールを低下させ、動脈硬化を予防し、血管の若返りが可能だ。

自然医学の提唱者として世界的に著名な森下敬一医学博士も、胚芽の摂取を奨励されており、著書『浄血すればガンは治る』(白亜書房)のなかで次のように述べている。

「目下激増中の脳神経機能異常、たとえばノイローゼ、自律神経失調症、起立性調節機能障害なども、胚芽の欠乏と関係がある。事実、これらの治療薬として使用されているビタミンB_1、オリザニン、γオリザノールなどは、この胚芽から抽出されたものだ。

このほかに、**胚芽の一般作用として強肝・解毒作用もあるので、たえず公害(食品**

添加物、農薬、放射能その他）にさらされている現代人は、健康な人も胚芽を愛用すべきだろう。基礎体力の増強や美肌づくりにも大いに役立つのである」

事実、胚芽成分にはビタミンA、B_1、B_2、B_6、B_{12}、ナイアシン、ニコチン酸、パントテン酸、プロビタミンC、ビタミンEなどが含有されていることが判明している。

なかでも胚芽のビタミンEは、回春ビタミンとも言われ、性機能を向上させ夫婦間を円満にし、次世代づくりに貢献する働きもある。パン食するよりもはるかに胚芽米のほうがいい。

前出の高浜はま子院長は、「胚芽を含有する酵素玄米が日常的に食べられるようになったら、日本人の体質が大きく変わり、蔓延する動脈硬化や糖尿病、高血圧、心臓病などが改善され、45兆円に膨れ上がった医療費も大きく削減することができるのです」と述べている。

●GABAは脳波をα波にし、ストレスを緩和し、学習効果を高める

今日、ストレス社会と言われ久しい。オフィスで長時間労働に負われているＩＴ労

働者も多いはずだ。大手広告代理店に勤務していた女性社員が長時間労働を強いられ、うつ状態となり、自殺に追い込まれたことは大きな社会問題になった。

それくらいストレスへの対応が重要になっているのだが、酵素玄米に含まれるアミノ酸の一つGABA（γアミノ酪酸の略）はストレス対策にとても効果的だ。**GABAは、脳に存在する抑制系の神経伝達物質で、ドーパミンなど興奮系の神経伝達物質の過剰分泌を抑え、ストレスを和らげる効果がある。**静岡県立大学食品栄養科学部から報告されたGABAの生理効果は以下のようになっている。

◎リラックスして脳波がα波になり、癒しの効果がある
◎心拍数が落ち着き、リラックス状態になる
◎抗ストレス作用による免疫力低下抑制効果がある
◎ストレスを軽減し、混乱、抑うつ、不安を解消する
◎ストレスによる脳細胞の破壊を防御し、健忘症を予防する
◎学習行動を促進する。五週間で通常の1・5倍
◎寝つきがよくなり、質のよい睡眠が得られる

玄米は有効成分の宝庫

白米と比較してみれば一目瞭然

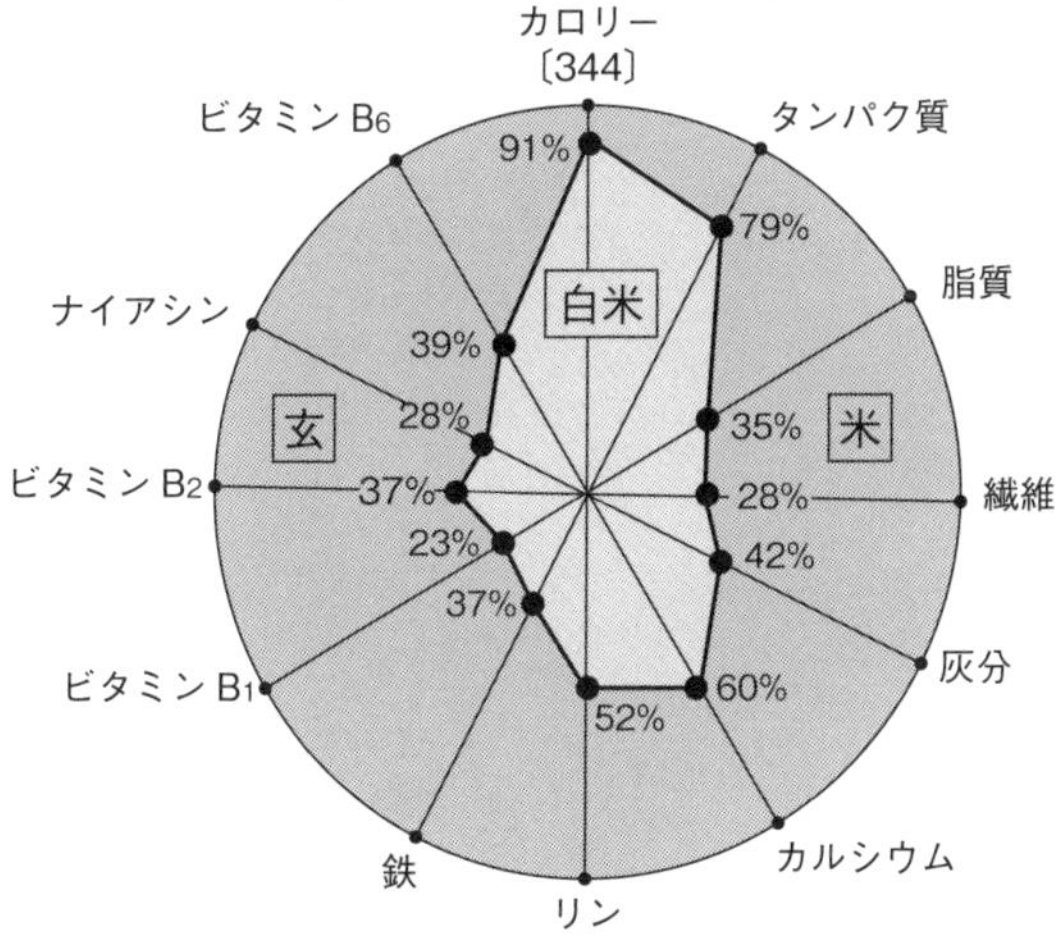

玄米と白米成分比較表
(単位・100 g 中の㎎)

栄養素	玄　米	白　米	栄養素	玄　米	白　米
タンパク質	7190	5470	パントテン酸	1520	750
脂　肪	30200	10600	ビチオン	12	5
糖　質	70520	65400	葉　酸	20	16
灰　分	1240	340	ビタミンB6	620	37
繊　維	1000	300	イノシトール	119400	10000
カルシウム	21	17	コリン	112400	59000
リン	332	186	p-アミノ安息香酸	30	14
鉄	5	1	ビタミンK	10000	1000
マグネシウム	75	60	ビタミンL	＋	−
ビタミンB1	500〜120	45〜0	ビタミンE	＋	−
ビタミンB2	66	33	フイチン酸	240mg%	41mg%
ニコチン酸	4000	1000			

玄米は白米よりも栄養素ははるかに豊富なのでこれを食さない手はない（『薬に頼らず病気に克つ最強の食事術』コスモ21）

●女性に多い便秘を短期間に解消できる

ＧＡＢＡにはもう一つ大きなメリットがある。それは、女性に多い便秘を解消することだ。

便秘になって、有害化学物質を腸内にいつまでも滞留しておいては健康に良いはずがない。これが日常的になると、大腸ガンに発展する場合もあるので、「たかが便秘と思っている」と大変なことになる。便秘を甘く見てはいけない。

自分では出ているつもりでも、じつは十分に出ていない状態もあるという。これは「隠れ便秘」と呼ばれる。「食欲はあるけれど、下っ腹が張る」「生理痛がある」「肌荒れする」「足が冷える」「肩こりや頭痛がある」といった場合は、隠れ便秘の可能性がありそうだ。

このことについて、前述の高浜院長は次のように述べている。

「排便は回数よりも量が問題です。よく〝バナナ大のウンチ1本がいいウンチ〟と言われますが、バナナの長さは20センチほどなので、これでは足りないのです。驚くかもしれませんが、腸が健康できちんとご飯を食べていれば、バナナ2本分出るのです。

バナナ状の便が毎日２本ほど出るのが健康人の証拠

タイプ	コロコロウンチ	やや硬めウンチ	バナナウンチ	柔らかめウンチ	水っぽいウンチ
特徴	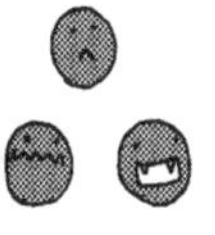 ツンと鼻をつく悪臭で、褐色または黒褐色	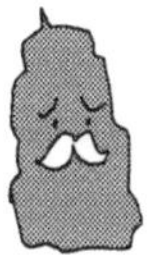 脂っぽい臭い。割れ目があり、茶～褐色	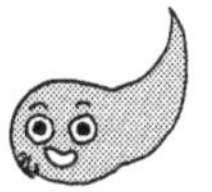 硬めのソフトクリーム状で、黄金～薄褐色	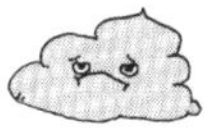 脂っぽいかすっぱい悪臭で、褐色～黒褐色	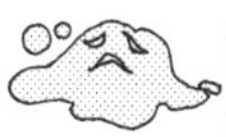 すっぱいか苦い悪臭で、未消化の食物が混じる
どんな人？	緊張が強い。水分や野菜摂取が少ない。朝食を抜くことがある。冷え性、運動不足	左とほぼ同じ	水分や野菜、発酵食品をよくとり、適度な運動をしている。若々しく見える	お酒をよく飲みストレスが多い。加工食品や小麦製品、動物性脂肪を好み、食物をよく噛まない	入浴はシャワーのみで薄着が多く小食。無理なダイエットなど。病気の恐れも

（『薬に頼らず病気に克つ最強の食事術』コスモ21）

　便の量は、そのまま腸内細菌の量に比例しますので、バナナ1本分の人は、腸内細菌が少ないことになり、隠れ便秘の可能性が高いと言えます。

　さらに便は出る量だけでなく、硬さや色も大切です。**硬めのソフトクリーム状で、黄色から薄褐色が理想的です。**硬かったり、やわらかで水っぽいウンチがでたりしたら、腸内は悪玉菌優勢状態というサインです。

　子どもたちの便秘も増えていますので、ご両親で食養生を学び、親子ともども食育を認識する必要があります」

●酵素玄米を作って食べてみよう

酵素玄米を食べたら「体の調子が良くなった」「体重が減って体が軽快になった」とか、有名人の間でも話題だ。では、酵素玄米って、いったい何なのか。

答えは実に簡単。玄米と小豆に塩を入れて炊き、それから3日間保温し続けて発酵させたものである。

この3日間寝かせている間に玄米に含まれる糖の中の酵素が増え、玄米の栄養成分の吸収率を高めたのが酵素玄米である。とくに、こんな方にはオススメ。

◎今までダイエットに成功したことがない方
◎玄米を美味しく食べたことがない方
◎便秘や冷え性に悩んでいる方
◎健康的な体づくりをしたい方
◎ダイエットに食事制限も運動も難しい方

《注意》

◎食べすぎると、減量効果は期待できない。腹7、8分がベスト

◎減量効果は1週間目くらいから体感できる
◎保温期間中は雑菌の繁殖には注意が必要。保温中に変な臭いがしたら、雑菌が繁殖している証拠。炊飯器と中ふたを良く洗い、清潔にしてからもう一度、やり直す。一回炊くごとに炊飯器はよく洗う。

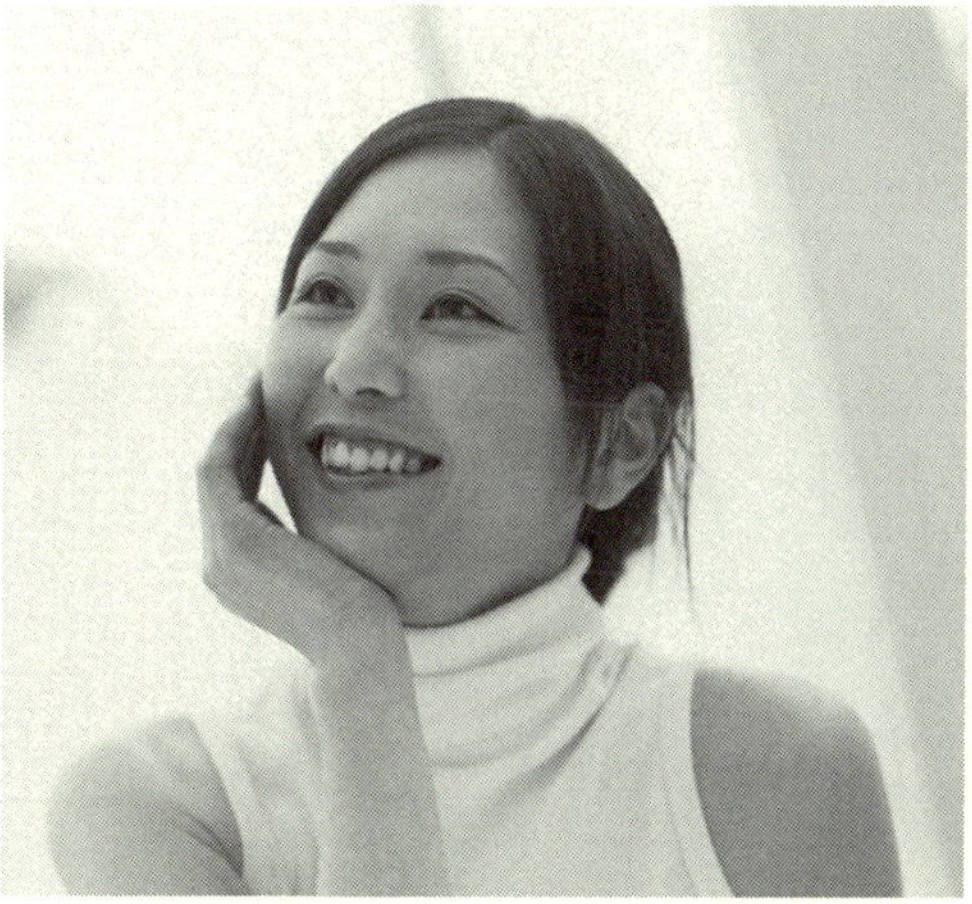
女性の悩みも解消する

誰でもできる『酵素玄米』の作り方

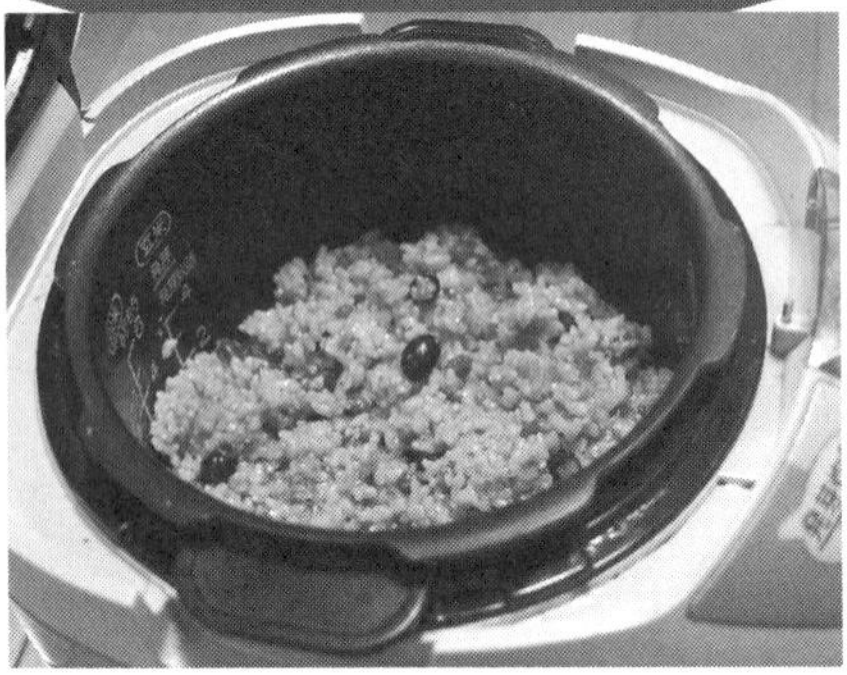

●炊き方のポイント（普通の炊飯器でもＯＫ！）

①玄米（できれば有機産）と黒豆と小豆をボウルに入れ、浮いてきたもみ殻などを流し、水を換えてよくかき混ぜて洗う。
②炊飯器に①を移して水量（白米の炊飯時の1.2倍～1.5倍）を調整し、天日塩（1合に1ｇの割合）で入れて浸水させ、スイッチＯＮ。玄米モードのある炊飯器の場合は、水は「玄米」の水位より若干多めに入れる。水に浸しておく場合は1～6時間ですが、夏は傷まないよう早めに炊くとよいでしょう。
③炊き上がったら必ず、しゃもじで底からかき混ぜ、そのまま保温します。
④1日目は赤飯のような食感で、その後2日目、3日目で発酵が進み、甘味が増しモチモチ感もアップ。4日目には栄養分がさらに増し、甘味も増して美味しくなります。保温し1週間で食べきります。もし残ったら冷凍保存しておくこともできます。

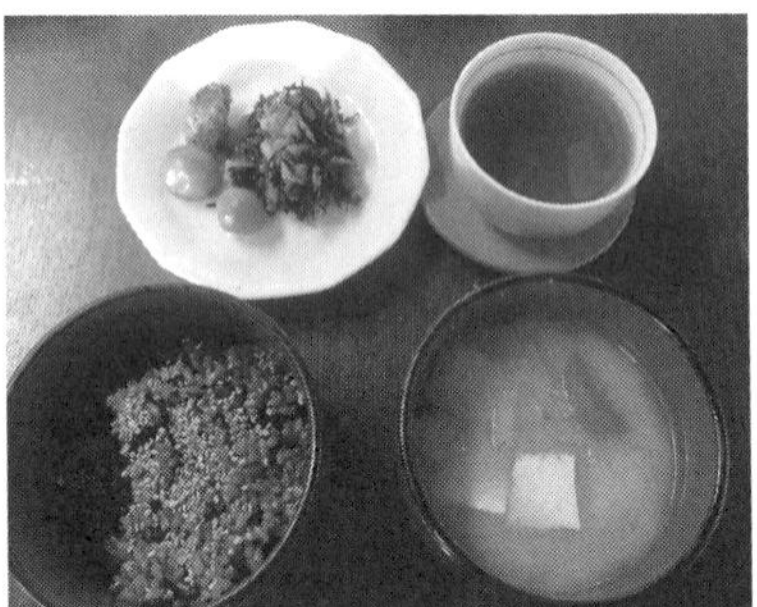

『薬に頼らず病気に克つ最強の食事術』（コスモ21）

Ⅲ 伝統食品&ファスティングで体内解毒を高める

●〝マ・ゴ・タ・チ・ハ・ヤ・サ・シ・イ・カ・ナ〟を摂る

前述したように、農薬や食品添加物を吸着、排泄するには食物繊維の力を借りるのが効果的だ。ところが、食物繊維の豊富な野菜の摂取量は激減しているのが現状だ。食物繊維の摂取量の減少は大腸ガンの増加とも大いに関連している。以前は胃ガンがトップだったが、今は大腸ガンが増加し、２０１７年の予測では肺ガンと胃ガンを抜いて1位に急上昇した。

食物繊維は排便に有効だが、腸内の化学物質や発ガン性物質を吸着して一緒に排泄するので、大腸ガンの予防に有効なわけだ。

体内毒素の排泄に有効な食べ物は他にもある。たとえば、ダイオキシンなどの化学物質の排泄には緑茶や抹茶、米糠、キャベツ、ほうれん草などが効果的であるという

頭をよくする食事は「マゴタチワヤサシイカナ」

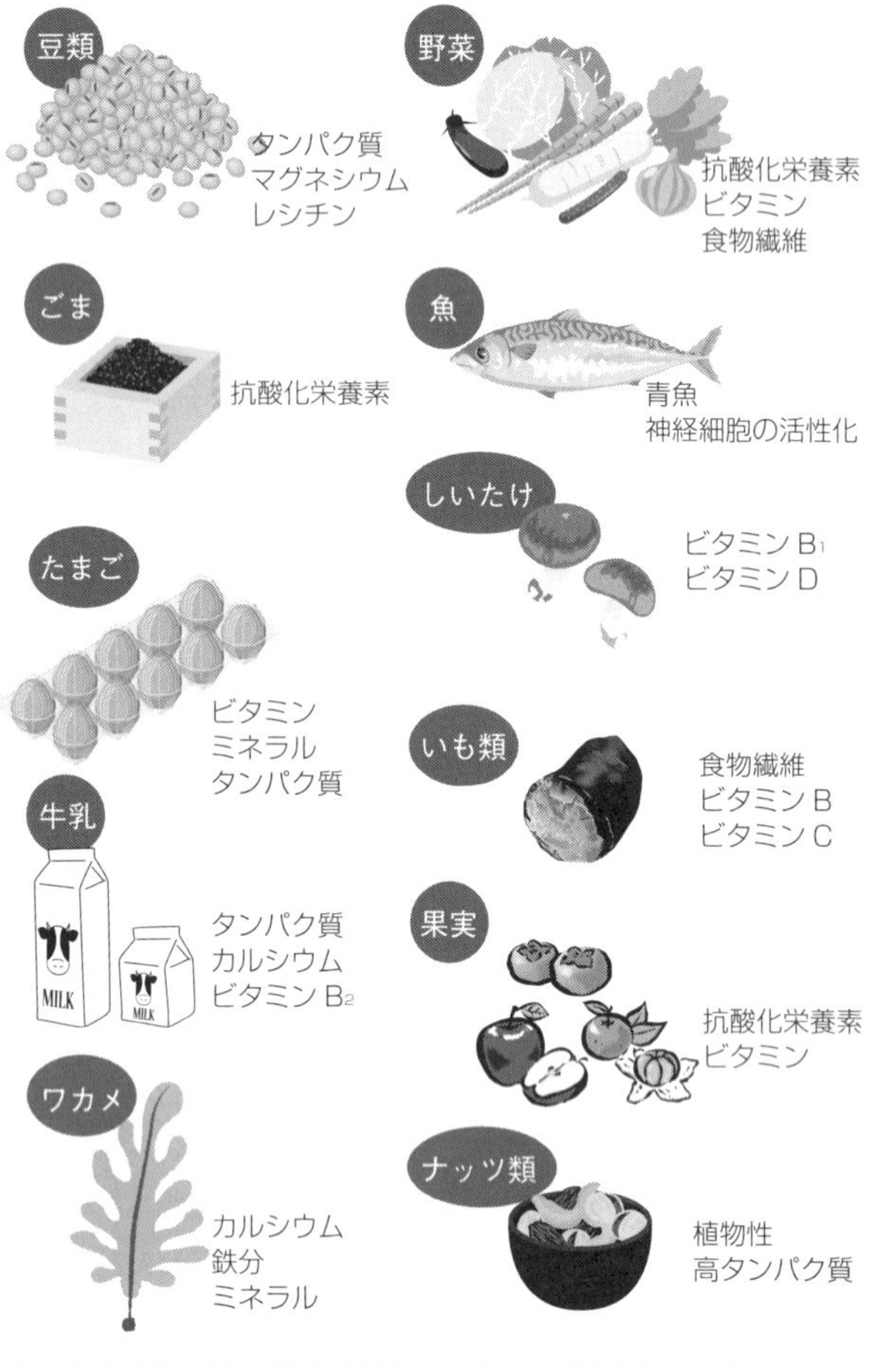

魚介類や野菜に含まれる食物繊維は化学物質を吸着、排泄する作用が高いので日常的に摂るのがいい（『難病を癒すミネラル療法』（中央アート出版社）

保健環境研究所の報告もある。

皮膚から毒物が吸収される「経皮毒」の脅威を警告した竹内久米司薬学博士は〝マ・ゴ・タ・チ・ワ・ヤ・サ・シ・イ・カ・ナ〟の摂取を提唱している。前頁の図を参考に、日ごろから摂取することがおすすめだ。

●江戸文化が生んだ甘酒が体内解毒を促進する

有害化学物質の除去には、日本古来の米麹を使った甘酒もおすすめだ。

江戸時代には、甘酒は夏バテ対策や疲労回復に飲む習慣があったらしい。人気時代劇『鬼平犯科帳』にも江戸の風物詩、甘酒売りが登場する。主人公、長谷川平蔵も二日酔いのおり、甘酒を飲んでいただろうか。

原料となる麴菌を摂ると、腸内の乳酸菌の数が6倍にも増え、そのことで腸内の酪酸が増加、腸の柔毛が育ち、免疫細胞が活性化するといわれる。この柔毛が上下運動することで、化学物質を吸着し、排泄、解毒力を高めるわけだ。

カロリーは100グラムあたり81キロカロリーとローカロリーなのでダイエットに

も最適だ。

この他、**甘酒の栄養成分はビタミンB_1、ビタミンB_2、ビタミンB_6、葉酸、食物繊維、オリゴ糖、システイン、アルギニン、グルタミンなども豊富。**点滴と同じ成分が多いので、〝飲む点滴〟ともいわれる。

甘酒に含まれる麹由来の食物繊維やオリゴ糖は腸内でビフィズス菌などの善玉菌を優位にする。便秘気味の方にもおすすめである。

また、甘酒には脂質の代謝を促進するビタミンB群が豊富だ。ある酒造メーカーで、マウスに甘酒を与え2週間飼育をしたところ、甘酒を摂取しないマウスに比べて、体重と血清中性脂肪濃度の増加抑制が認められたという。

プチ断食する際、甘酒を飲むと、甘みがあって満腹感が得られるので栄養補給にぴったりである。プチ断食時の肌荒れを防ぐことも可能。ブドウ糖が豊富なので、病中、病後に摂取するといいし、夏バテ、疲労時などの栄養補給にも最適だ。
さらに**美肌成分のコウジ酸がシミの原因となる過剰なメラニン生成を抑えてくれるので、シミやくすみを防いでくれる効果もある。**この他、甘酒には皮膚や粘膜を保護

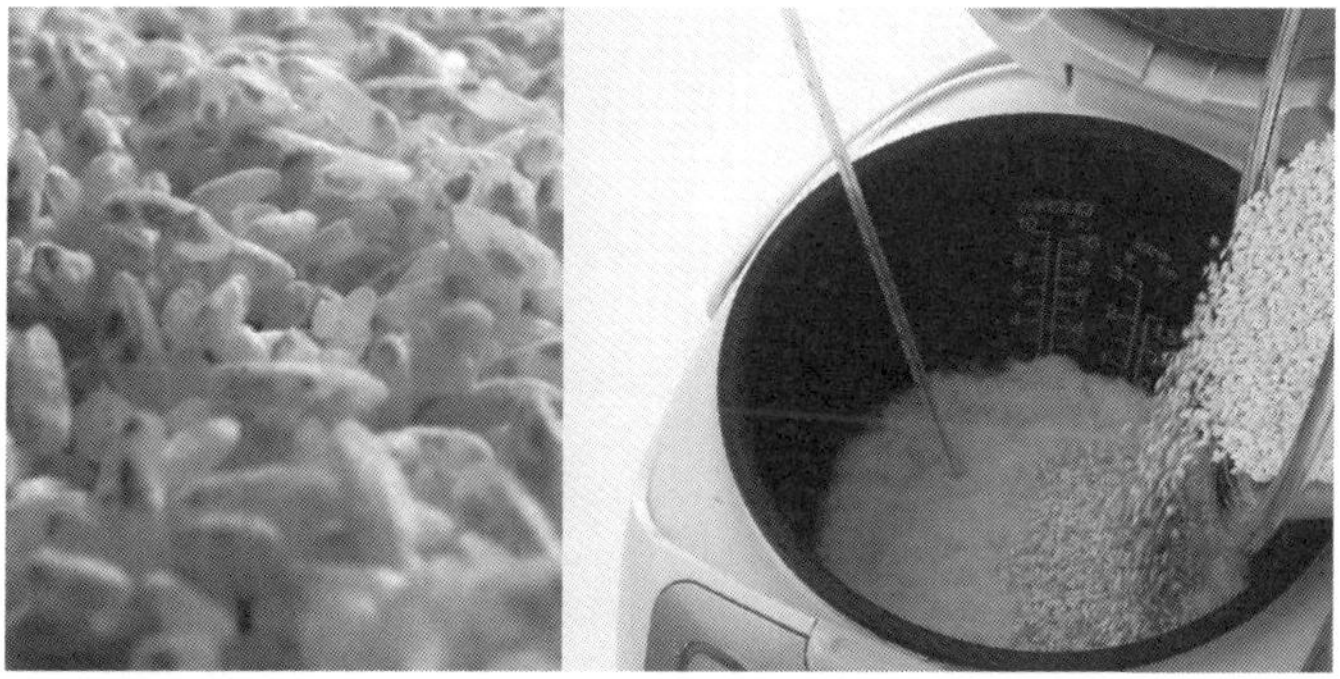

１合のお粥を炊いて、乾燥米麹を入れる。炊飯器で50、60℃の熱で５から10時間放置すれば、出来上がり

してくれるビタミンB_2が豊富なので、強い日差しなどでダメージを受けた髪や頭皮にも効果があるというのだ。グラビアアイドルやモデル、キャスターらにも愛飲者が多いのはこのためだ。

市販される甘酒には大量の砂糖が入っているほか、加熱殺菌されているので酵素の働きは期待できない。したがって、米麹を使った手作り甘酒がベストだ。

作り方は簡単。もち米または米1合に対し、市販の乾燥米麹２００グラムと水４００ccを加え、炊飯器で炊く。お粥が出来たら、そこに米麹を入れ、蓋を開けたまま50℃から60℃で5から10時間そのままにしておく。これで発酵が進み、栄養豊富な美味しい甘酒が出来上がる。保存期間は冷蔵庫で10日ほど。

甘酒の風味が苦手という場合は、ショウガを少々加えるか、成分無調整の豆乳で割るのもおすすめ。夏場は冷たくして飲んでもいい。

まさに江戸文化が生み出した最強のドリンクといえる。朝食を甘酒に替え、プチ断食してみてはいかがだろうか。臓器の休養になり、解毒効果も高まり、体がすっきりするはずだ。

●伝統の『梅醤番茶』は毒消し、血液サラサラ、殺菌効果もあり、万能薬

もう一つ、伝統のマクロビオティックが推薦する『梅醤番茶』もオススメだ。毒消しが可能な上、血液サラサラ効果や殺菌効果もあり、強力なスーパーフードだ。

東洋医学では、これまで述べてきた食品添加物や農薬・化学肥料まみれの野菜、砂糖の過剰摂取、薬などは体質を陰性に傾けるらしい。

体が冷え、陰性になることで、免疫力が低下し、ガンや血流疾患、糖尿病などの慢性病の原因になるという。また、クーラー文化社会とあって、夏場でもカーディガンを羽織ってデスクワークしているOLも少なくない。

こうした冷え社会にも効果を発揮するのが、この梅醤番茶だ。

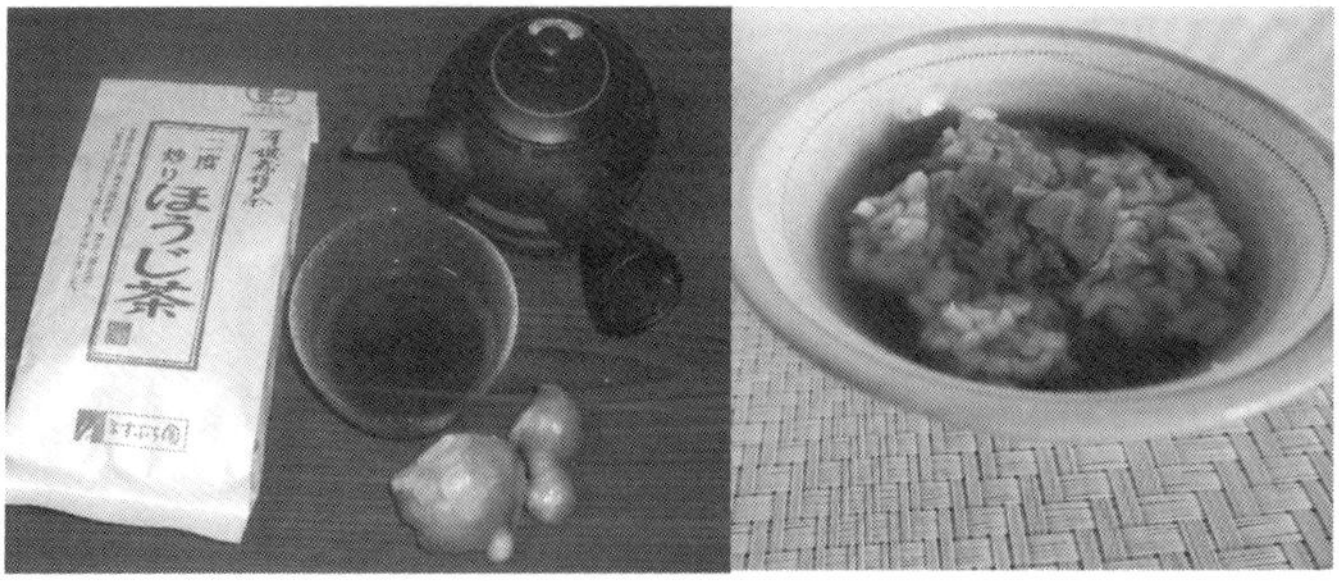

万病を癒やしてくれる伝統の『梅醤番茶』　右）酵素玄米に梅醤番茶をいれた（「IN YOU」サイト・http://macrobiotic-daisuki.jpより）

摺りおろして入れる生姜汁には、抗酸化物質のジンゲロール、ショーガオール、ジンゲロンなどを豊富に含んでおり、抗菌、抗ウィルス、抗寄生虫など実に多目的な用途がある。

さらに、近年、非ステロイド系抗炎症薬（ＮＳＡＩＤ）にも勝る抗炎症作用と鎮痛作用があることが判明、筋肉痛や関節痛のほか、偏頭痛を和らげる効果も高いことがわかってきた。

したがって、**風邪対策、現代病対策、免疫力維持、疲労回復、美容効果、体温アップ効果、整腸作用、アレルギー体質改善もある。**

作り方は簡単。梅干し１個を湯飲み茶碗にいれ、醤油を小サジ１杯。これに生姜の絞り汁を入れ、番茶を注いでかき混ぜる。これで出来上がり。所要時間１分。

もちろん、梅も醤油、生姜もオーガニックが基本。番茶も無農薬産。実は、お茶の食品残留基準値は50ppmと食品の中では一番緩い。

専門家に言わせれば、「慣行栽培のお茶は、〝飲む農薬〟である」という。大量の農薬を散布し、栽培するというのだから、オーガニック産が無難だ。

前述した酵素玄米に梅醤番茶を注げばあっという間に美味しい梅醤玄米粥が出来上がる。

生姜は紅茶にいれても良く、1日に2、3杯飲む習慣をつけると、全身の血流が改善され、めまい以外にも、耳鳴り、難聴、不眠、肩こりなど多くの症状の改善に役立つとのことだ。

予約が〝3年待ち〟の温熱療法として著名な医師は、ショウガ紅茶を患者さんに1日数杯飲むように勧めていることで有名だ。

体がポカポカ、血流サラサラ、風邪も予防できるとあって、これも習慣化したい。ショウガない、ショウガある！　あなたはどっち選びますか？

●梅干しには抗菌・殺菌作用、疲労回復作用がある

梅干しが出てきたので一筆。梅干しは平安時代にはすでに食べられていたらしく、『医心方』という医学書には、痛みや熱、皮膚の荒れ、下痢、口の渇きなどに梅干しが効くと記述されているという。

昔、弁当の中に梅干しを入れていたが、それは梅干しに抗菌・殺菌作用があるからだ。37度という高温の環境下で、マウスに普通の水と塩水、そして梅干し入りの水を与える実験をした。すると、普通の水と塩水を飲んだマウスは、動きが悪くなったが、梅干し入りの水を飲んだマウスは活発に動いていたと報告されている。1日2、3個が適量だ。

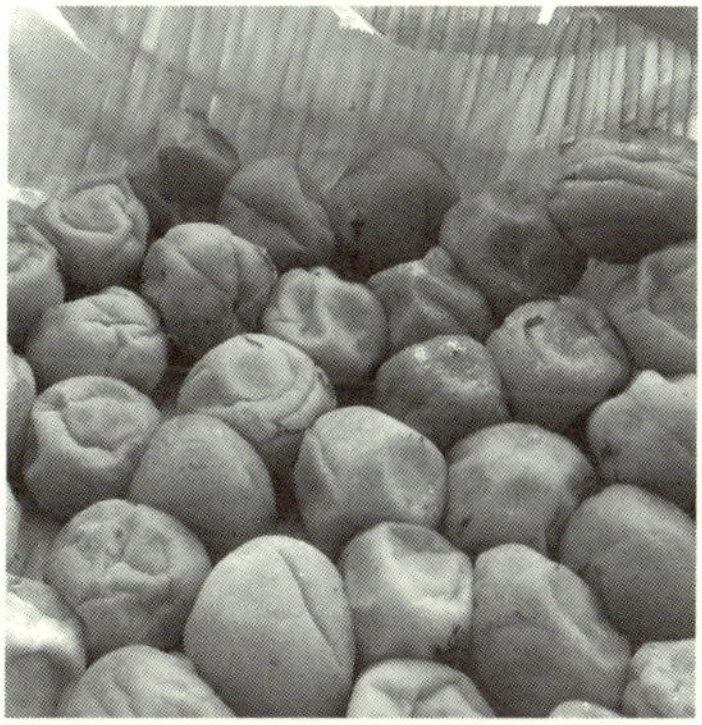

梅干しには高血圧と動脈硬化を防ぐほか、脂肪燃焼効果もある

梅干しの効果・効能は以下だ。

○強力な抗菌・殺菌作用がある
○高血圧や動脈効果を防ぐ作用がある
○脂肪燃焼効果があり、肥満を予防する

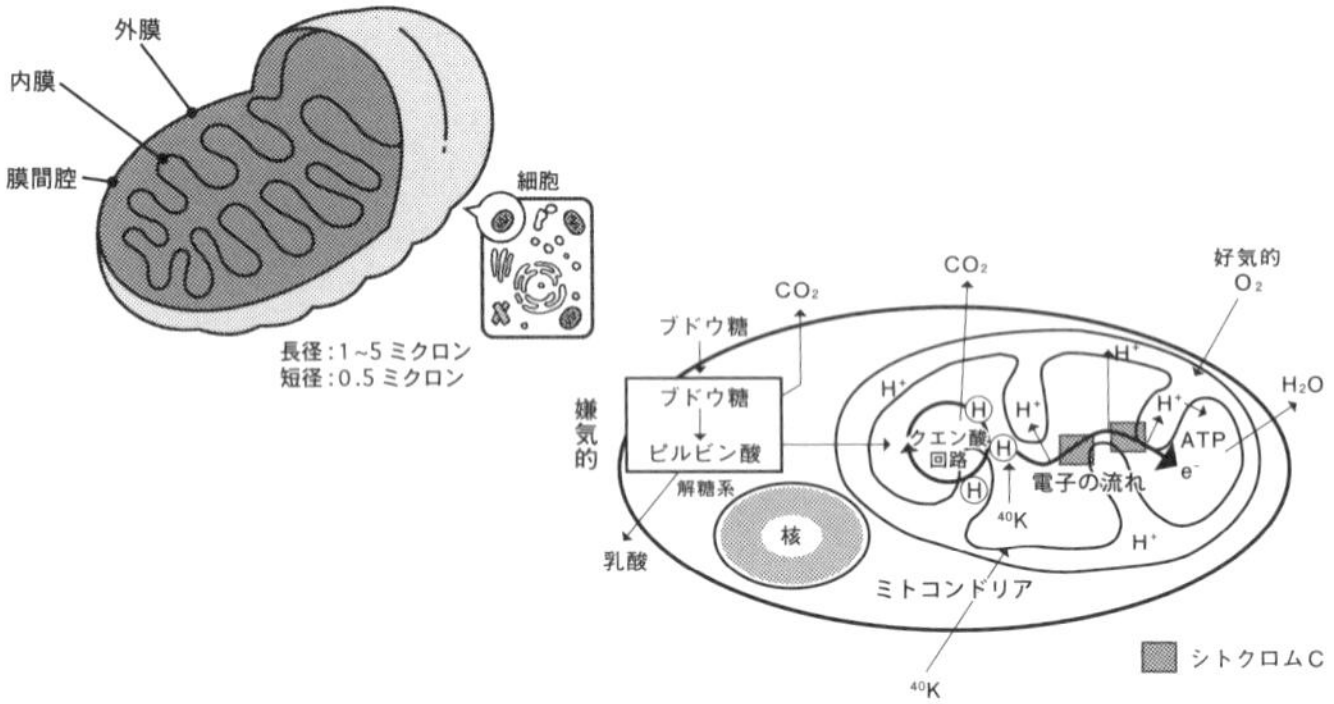

身体を温めるとミトコンドリアが活性化し、クエン酸回路を使いエネルギーが生成されるとともに、ガン細胞が生きづらい環境ができる（『希望の免疫学』花伝社）

梅干しを摂るとクエン酸回路が活発化し体温が上昇する

○疲労回復作用がある
○熱中症を予防する
○抗酸化作用・防腐作用がある
○血液の流れを改善し、サラサラにする効果がある

梅干しに含まれるクエン酸の疲労回復効果はよく知られるところだ。前述した梅干し水を飲んだマウスが元気だったのは、このクエン酸の働きもあったと思われる。

人間は60兆個の細胞から成り立っているが、それぞれの細胞内には数百から数千の〝ゾウリムシ〟のような形状のミトコンドリアという器官が存在する。その中の「クエン酸回路」でエネルギーが産生されている。

体内に取り込まれた糖質やたんぱく質、

脂質などの栄養素がミトコンドリア内に運ばれ、クエン回路で次々と形を変えて分解される。その過程で熱が産生され、エネルギーになることがわかっている。このエネルギーはATP（アデノシン三リン酸）と呼ばれる。

梅干しを食べると、その中に含まれるクエン酸がクエン酸回路の働きを活性化するというのだ。それによって**エネルギーの産生が活発になり、疲れも取り除かれる。**

じつはクエン酸には、ミトコンドリアの働きを活性化させるだけでなく、体温を上昇させて血流をアップする効果もある。それはガンの予防にもつながる。

●2日間ファスティング（断食・絶食）すると防御遺伝子が発現する！

欧米でファスティング（断食または絶食）は〝ナイフの要らない手術〟と形容され、生体にリスクを与えない最高の民間療法とされている。ドイツでは60年の歴史があり、国民の20％前後が慢性疾患、糖尿病、肥満の予防を目的に体験しているとされる。ロシアでは公衆衛生の柱とされ、保険診療が適用される地域もある。

とくに15年間で1万人の記録が残っているゴリャチンスク診療所では、1973年

に科学アカデミーによって絶食療法の検証プロジェクトが行なわれた。その結果、心臓病、糖尿病、リウマチ、関節痛、喘息、アレルギー症などが2週間で3分の2が改善したことが明らかになった。

さらに別の医療機関では、８０００人の精神疾患のうち、70％が改善し、その後6年経っても47％は良好だったという。「絶食1週間目に意識が鮮明になり、精神と人格に好影響を与えることが確認できた」と担当した医師は報告している。

現代医療でも治療が難しいとされる気管支喘息の改善が1万人に認められた、アレルギー症の改善効果が認められたといった報告もある。

ファスティングで栄養失調になることはないとされるが、始めて3日目前後に一時的に、体が酸化することで疲労感や目眩、偏頭痛が24時間から36時間起こることもある。その後は体調が良好になるということだ。この現象を緩和するのに、前出の鉱物ミネラルの希釈溶液や具なし味噌汁を1日2杯ほど飲むといいようだ。

副作用が多い薬を飲まずして、慢性病が消失するので、これを医療に応用しない手はないわけだ。

●ガンの薬剤療法に新たな道筋を示した絶食療法

　また、近年、全米で著名な南カリフォルニア大・ノリス総合がんセンターのウォルター・ロンゴ准教授は、ガンを植えつけたマウスに抗ガン剤を投与し、絶食療法の効果を検証している。この実験では、人間に投与する3倍から5倍もの抗ガン剤を投与し、絶食をしたマウスと、餌を与えたマウスとの生存率を比較した。

　その結果、**餌を与えたマウス群では生存が皆無だったが、48時間絶食したマウスでは一匹も死ぬことはなかった**という。この研究は全米でも大きな反響を呼び、限界を露呈しつつあった薬剤療法に新たな道筋を示すことになった。

　博士は、乳ガンの患者が5日間絶食した後、抗ガン剤を2回投与する臨床試験を行なった。その結果は、マウスの試験と同様で、抗ガン剤の副作用である疲労感、衰弱、頭痛、嘔吐などの副作用が明らかに見られなかったという。

　さらに、10人の患者に絶食療法を実施し、肝臓と心臓、筋肉の中のmRNA（メッセンジャーRNA）の変化を調べるという臨床試験も行なった。その結果は予想どおりで、**2日間絶食の後にmRNAの働きが活性化し、遺伝子の発現に変化が見られる**

ことがわかった。しかし、ガン細胞の遺伝子の発現には変化が見られなかったという。

博士によれば、2日間の絶食という異常事態に正常な細胞には、古代の遺伝子の記憶を呼び覚まし、遺伝子を発現させて体を守る機能をアップさせるメカニズムがあると推論された。結論をいえば、化学療法なしでも絶食療法を行なえば、ガン細胞を死滅させたり、ガン細胞を抑制したりできる可能性があることがわかった。ガン細胞にとっては、ブドウ糖が得られない絶食は悪夢だったのだ。

断食すると若返り遺伝子サーチュインがスイッチオンすることがNHKでも報道されたことがあったが、**ウォルター・ロンゴ博士の研究では、さらにmRNAの働きで古い遺伝子が蘇り、細胞の防御機構が強化されることも明らかになった**のだ。

ただし、医師の指導なしで素人がファスティングをすることは危険なので、必ず医師の指導を受けて行なうのがベストだ。たとえば、絶食中に急に食事をすることは絶対禁物である。消化器官が活動していなかった状態で食物を摂ることは消化器官にとっては緊急事態で、いろんなトラブルが起こる危険がある。ファスティング期間が終わって食事を再開する場合も、消化器官への負担を考えて消化しやすい流動食から始める必要がある。素人判断で行なうことは避けるべきだ。

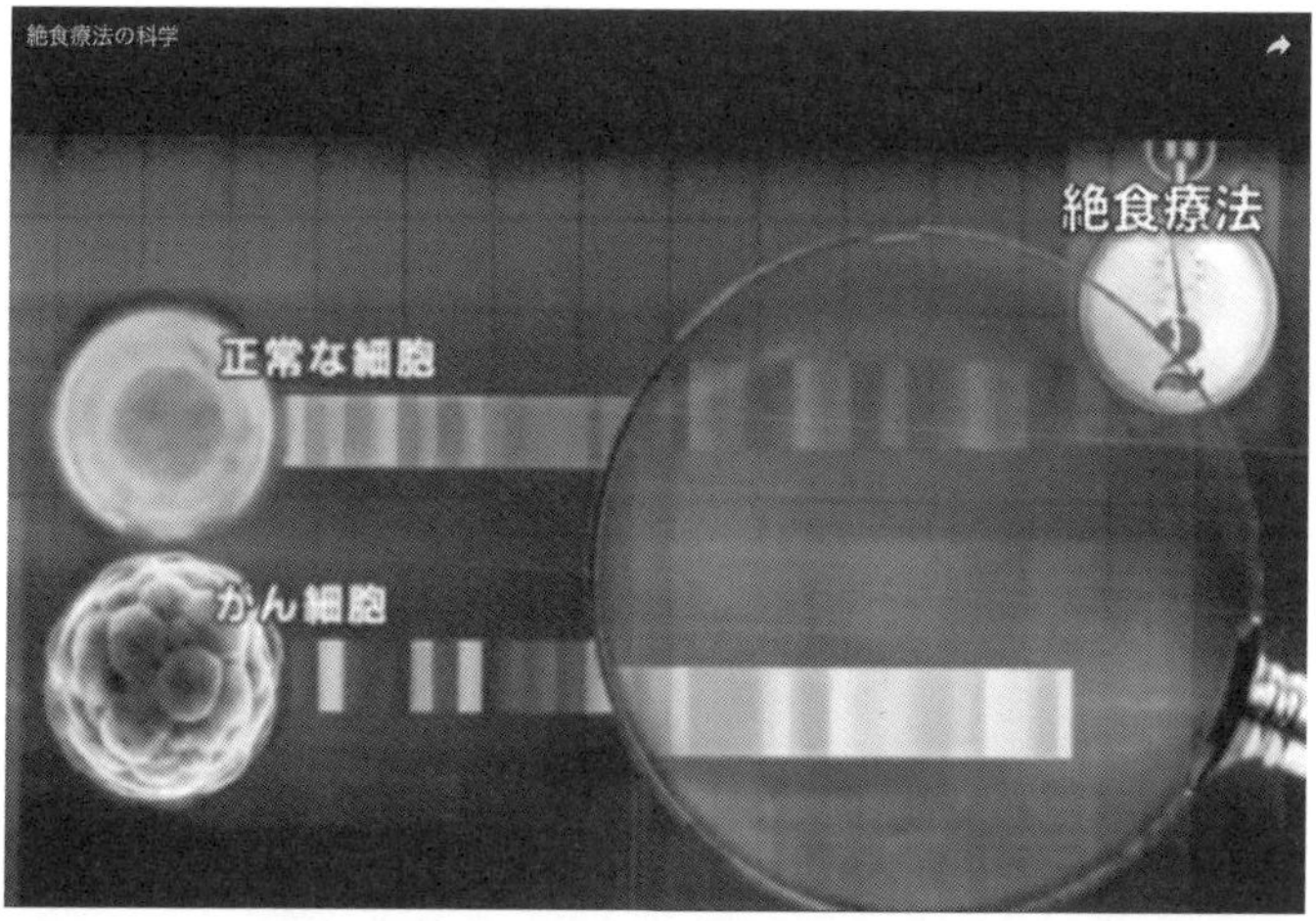

絶食すると、mRNAが働き、古い遺伝子が発現し、細胞の防御機能が強化されることがわかった（Youtube「絶食療法の科学」より）

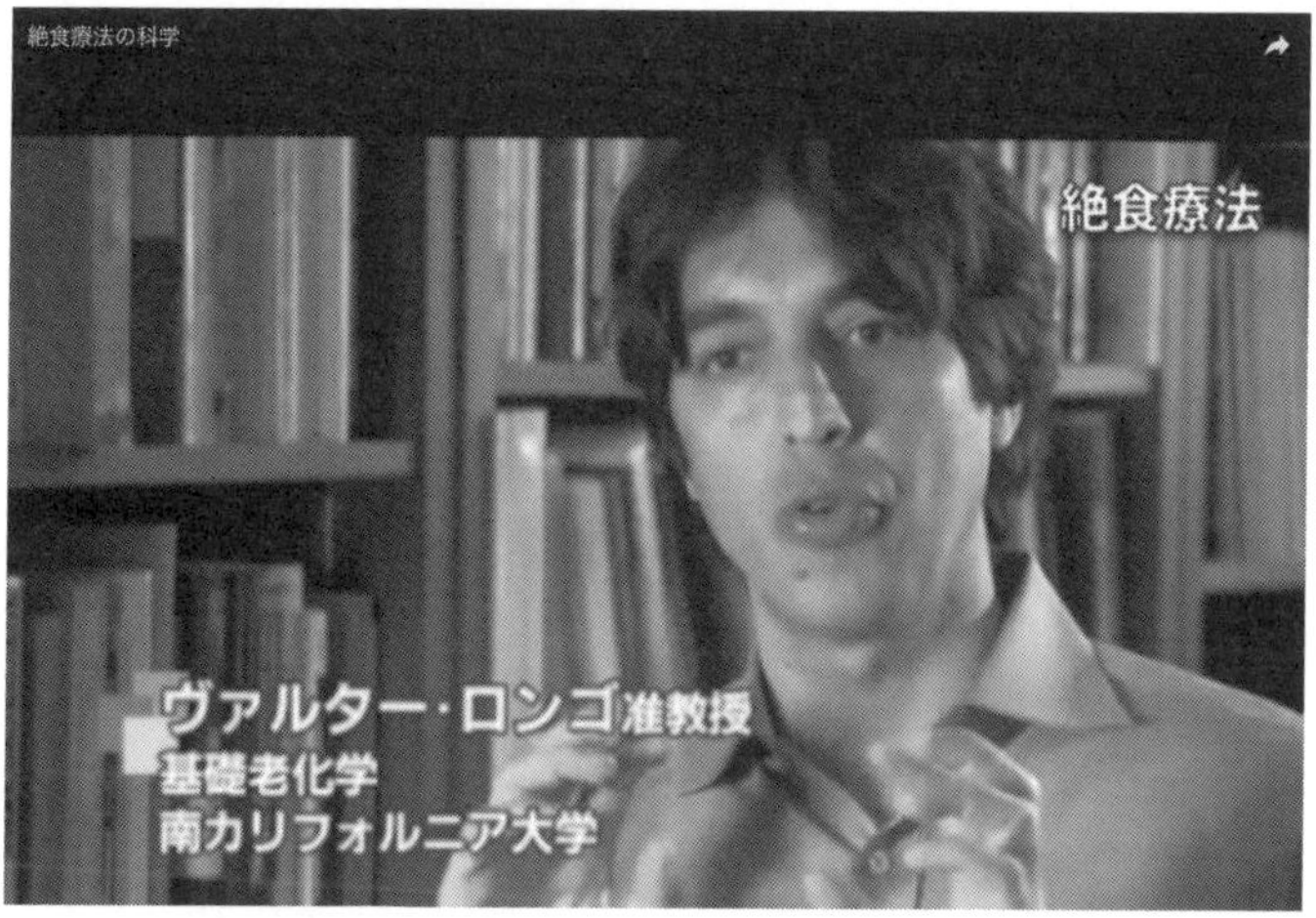

フランスで絶食療法が、限界が露呈された薬剤療法に変わり得る可能性が見出された（Youtube「絶食療法の科学」より）

●野菜と果物ジュース、甘酒を食事代わりに飲む3日ファスティング

断食療法では、いきなり水だけであとは何も食べないというのは初心者には難しい。そこで**オススメなのは、野菜や果物ジュース、甘酒、生体ミネラルなどを補給しながら、無理しないで行なえる3日ファスティング**だ。

オススメしたいのは、朝食を抜いた半断食、または3日ファスティング。ブレックファーストとは、ファスティング（断食）を絶えた意のことだ。夜遅い現代人は、朝食時間帯をデトックス時間帯として使いたい。もちろん、40、50歳以降のお腹ポッコリ年齢が対称。

以下は、前述したガン治療で著名なガーデンクリニック中町で行なう3日ファスティングは以下の手順だ。

①1日目の朝は、良質な水を200から400cc飲む。

―良質な水は代謝を促進するので、大切。

②手作りジュース（人参、ホウレンソウ、キャベツ、バナナ、豆乳、レモン汁などを混ぜる）をコップ一杯を1日3回食事代わりに飲む。朝食分を甘酒一杯にしても良い。

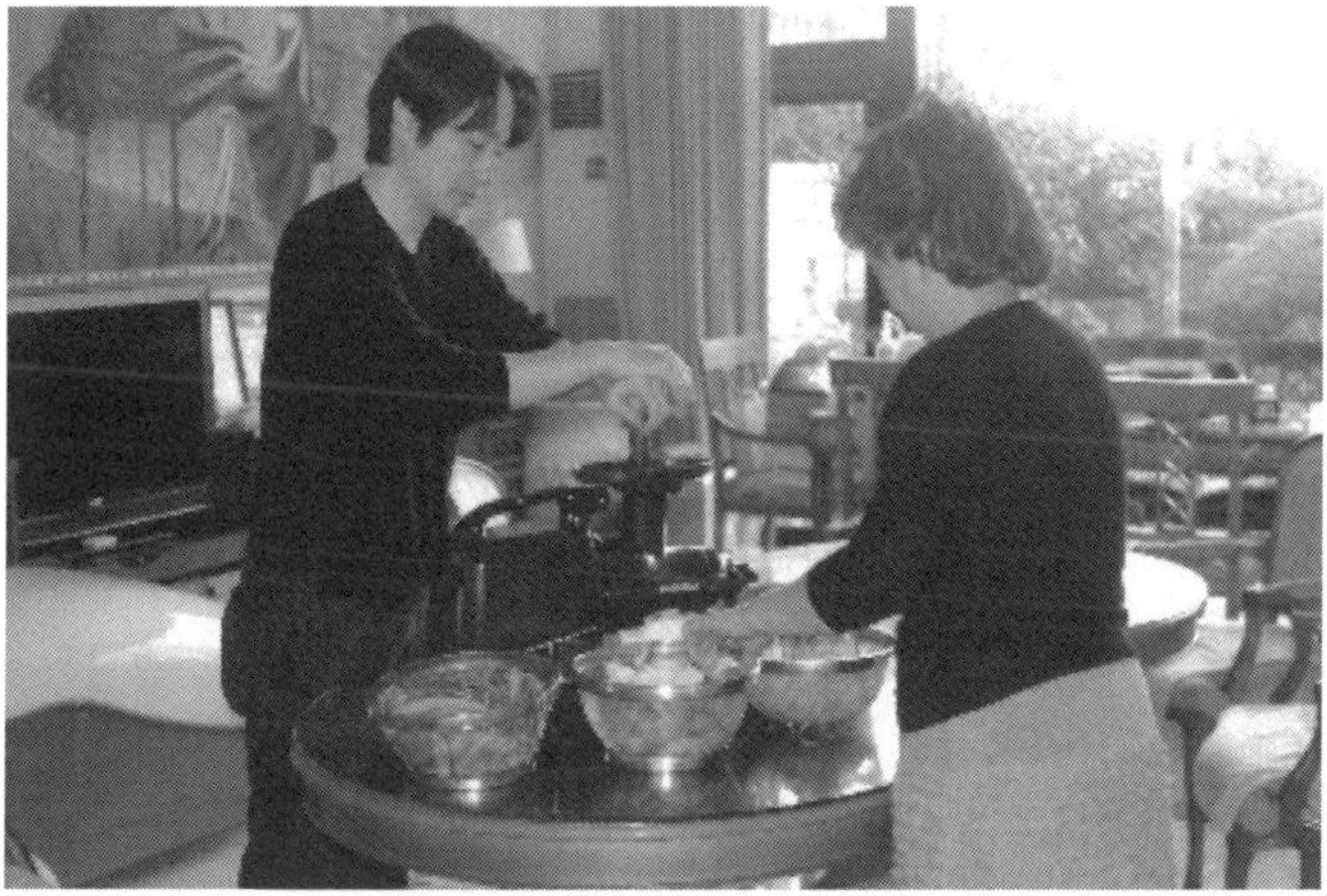

オーガニック栽培の野菜果物ジュースを低温圧搾ジューサーで絞ったのを１日３回、食事代わりに飲む（ガーデンクリニック中町内）

食間には、良質な水を1日1・5から2リットルを水分補給する。この水に鉱物ミネラルを体重×2分の1ccほどを基準に体調にあわせ、2から3杯飲んでもいい。

清涼飲料水やカフェイン入りコーヒーは控える。タバコ、アルコールは厳禁。ハードなスポーツも避ける。

―ジュース3回で1日550キロカロリーほど、これを3日続ける。

③4日目の復食期の朝食は、酵素玄米粥か、お粥。3日間は肉類や油物は控える。

―固形物は少しずつ摂る。ビタミン・ミネラルが豊富な野菜や果物を多めに摂る。

初日、2日目は空腹感があるが、3日目にお腹が空かなくなるという。この3日フ

驚きのファスティング7つの効果！

1 解毒力アップ！

脂肪に蓄積された水銀や鉛、ダイオキシンなどの有害物質が、脂肪燃焼にともなって遊離し、排泄

2 自己治癒力アップ！

酵素が「代謝酵素」に回され、体の弱っている部分やダメージを受けた細胞が修復され、病気が早く治ることが期待される

3 内臓機能のアップ！

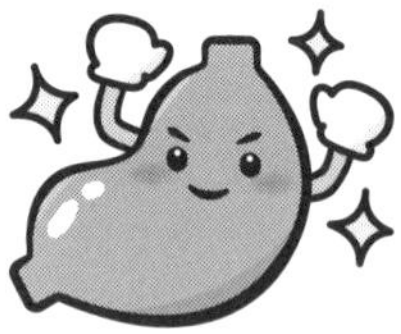

普段、動きっぱなしの胃や腸、肝臓や腎臓などの臓器を休ませることで、内臓の機能を本来のレベルに復活させる

4 ダイエット

代謝が活発になり、ファスティングジュースから得るビタミン、ミネラルが脂肪の燃焼をサポート

5 美肌効果

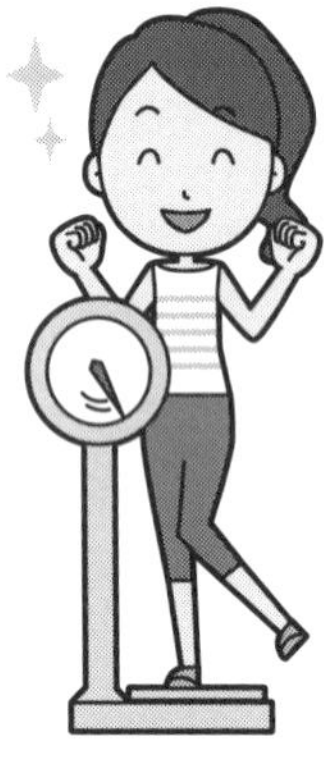

肌の新陳代謝がよくなり、「肌がつるつるに」「ニキビが消えた」といった効果も

6 血液サラサラ

血液から余分なコレステロールを取り除き、血液をサラサラに

7 味覚が敏感に

生の野菜など、素材そのもののおいしさがわかり、良質なものかどうか舌で分別できるようになる

（出典／『温熱・多角的免疫強化療法』中央アート出版社）

ァスティングを3カ月か、半年に一度は実践するのがベストという。

これで頭もスッキリ、毒素も排泄され、腸も軽快になること請け合い。

朝食を抜き、昼食、夕食の半断食も効果的というので、自分のライフスタイルに合わせて実践したい。

前出のクリニックによれば、前頁の7つの効果が期待できるという。

●65歳以上が3000万人の超高齢社会を生きぬくには？

ここまで体内毒素を排泄する方法について述べてきたが、いちばんは毒素を体内に入れないことだ。そのために必要なことはこれまで述べてきたとおりだが、もう一度整理すると、

◎できる限り無農薬有機栽培、オーガニック栽培の農産物を食べるようにする。
◎食品添加物が少ない食品を見分ける。とくに亜硝酸Na、ソルビン酸、リン酸塩には気をつける。

◎大豆、ジャガイモ、小麦は国産原料のものを選ぶ。
◎遺伝子組み換えの『ブドウ糖果糖液糖』『コーンスターチ』『コーンシロップ』が入った清涼飲料水や加工食品は飲まない。食べない。
◎〝人工甘味料トリオ〟は肥満、糖尿病を招く。
◎抗生物質やホルモン剤まみれの海外産肉を避ける。
◎糖分の摂取は控えめに。
◎精製された小麦粉、砂糖、食塩は使わない。
◎石油系、化学系のシャンプーやリンスは使わない。

できれば、デパ地下やコンビニ等の惣菜、オニギリ、弁当などはあまり食べないようにする。そのうえで、定期的なファスティング、たまには岩盤浴に入って皮脂腺から汗をかくのもいい。

常に身体を温め、適度に運動することが病を予防する秘訣だ。

医療費はすでに45兆円、ほぼ税収と肩を並べた。年金は67、68歳支給が選択肢に入り、政府は最終的に75歳引き上げの検討に入っていることがリークされている。

軍事費が来期５兆円と過去最高を突破する一方で、社会福祉が後退するという、異常事態となってきた。

すでに65歳以上が３０００万人を突破、過去類例のない超高齢化社会が誕生、老後破産が目前に迫ってきた。健康を損なっては長寿社会を生きてはいけない。そのためには自分の健康は自分で護る意識が必要だ。

エピローグ
目覚めよ　ＮＩＰＰＯＮ！
遺伝子組み換え作物と放射線被曝の脅威を知ろう！

◎ユダヤ系バイオ企業モンサントの日本攻略が始まった！

食品添加物の脅威と遺伝子組み換え作物（ＧＭＯ）が引き起こす病の数々、国際問題になっているケムトレイル、そして、昨年議決された日本を自滅に導きかねない３カ条と、６月に決まった汚染土の全国搬入事業などの問題点を綴ってきた。

およそ「シンジラレナイ、国はそんな悪いことをするわけがない」、または「それは陰謀論だ」と思われる方が少なくないかもしれない。しかし、これは現実だ。

遺伝子組み換え作物及びＦ１種、そして、日本は昨年夏、悪魔の除草剤『グリホサート』（ラウンドアップ）の食品残留基準値を最大４００倍も規制緩和した。

これを開発したのは、ベトナム戦争で使われたダイオキシンが主成分の『枯れ葉剤』、発がん物質『ＰＣＢ』（ポリ塩化ビフェニール）、『遺伝子組み換え牛成長ホルモン剤』、

『GM大豆』、『GMトウモロコシ』などを開発した、巨大バイオ企業モンサント社だ。言わずと知れた白人ユダヤ金融資本の息がかかった代表企業だ。

この遺伝子組み換え作物やF1種を食べて、子供の様子がおかしくなったことに気が付いた米国の母親たちが決起、〝NON-GMO〟運動を展開、欧州でも同様に、モンサント社を追い出しにかかったのだ。

これで売り上げが激減、モンサントは、ドイツのバイエル社に買収、吸収されたわけだ。欧米でマーケットを失ったモンサントは、日本をターゲットに絞り、日本政府に圧力をかけたことが噂される。

◎『食』と『水』を民営化したのでは、国は滅ぶ！

事実、GMOを世界で一番食べているのは、日本人だ。そして、GMOとセット販売される、日産化学が販売する除草剤『ラウンドアップマックスロード』のCMが今年から活発化し、農薬部門で売り上げナンバーワンとなった。

このことを推進しているのがほかでもない、安倍自公政権であることだ。**食環境の問題と政治とをあまり結びつけたくはないのだが、『種子法の廃止』という、食の根本、**

日本人の命にかかわる食物の種子事業を、民間企業に開放、前述した巨大企業モンサントらに明け渡す法律を安倍自公政権が今年４月スタートさせた。

これまで自治体で行なってきた水道事業についても、民営化する計画を推進しているようで、一部の県では、フランスの企業に明け渡したことがわかっている。

食と水も直接、国民の生死にかかわる問題だ。民営化された国では、従来の水道料金の４、５倍に高騰した国もある。日本の食糧自給率も先進国中では、最低の40％前後ではないか。食糧供給を武器に無理難題を押し付けられたのでは、国は崩壊する。

2018年2月、原口一博議員が国会で、米軍産複合体である〝戦争屋〟〝死の商人〟こそが、偽旗作戦で世界を操っている現実を述べた。トランプ大統領はその流れと正反対の方向を向いているとし、安倍政権はオスプレイを３４００億円で購入したり、イージス・アショア（ミサイル防衛システム）を購入、軍備増強をし、米軍産複合体に操られていると批判した。

さらに、都は、〝ゆりかごから墓場まで〟と形容され、福祉が進んでいるスウェーデンと同等の国家予算があるなら、子どもや老後のために使うべきであることを説いた。

◎西日本豪雨災害の対策を放置、カジノ法を優先強行採決した！

これは命がけの演説だ。実に安倍政権こそが、米軍産複合体に操られ、北朝鮮危機を煽り、軍備増強を仕掛けている操り政権であることを知らなくてはならない。

この政権は、全部自分の政権延命と、米の要求に追従することが優先課題であることが明白だ。この7月に起きた西日本豪雨災害においても66時間初動対応が遅れたにもかかわらず、災害対策法を審議せず、カジノ法案の決議を優先させたことでも明らかだ。

今年、内閣が数回辞職してもおかしくない不祥事が表面化したにもかかわらず、モリ・カケ問題の追求を嘘・出鱈目を並べ、かわした。**本当に国民の健康、幸せを考えるなら、冒頭述べた日本を自滅させるともいえる3カ条の決議、及び除染土を全国に搬入するという暴挙を決議しないはずだ。**

この書で述べたことは、安倍自公政権にとっては大変不都合だ。したがって、何らかの報復があり、『言論の自由』が阻害される可能性も少なくない。

しかし、遺伝子組み換え作物をはじめ、日本自滅3カ条の実施は、間違いなく、国民の健康が脅かされ、命が危険に曝される。
こうした問題に無関心であってはならない。悪法、国民を不幸にする政治は払拭しなければならない。

◎常軌を逸した安倍総理に盲従してはならない！

国際政治に詳しい元外務省局長、孫崎享氏は、日刊ゲンダイ6月16日付で、若者はじめ、サラリーマン、主婦にいたるまで仲間内で原発や地震災害、憲法などを話せる雰囲気がなくなり、〝政治的な話はしないで〟という風潮が生まれているとし、「つくづく日本社会は今、極めて厳しい状況になっている。ということは〝現政権をそのまま受け入れる〟ことを意味し、〝政権に盲従する社会をつくる〟ということである。

安倍政権は常軌を逸して行動をしている。今こそ、国民が糾弾の声を上げなければならない。それなのに〝政治的な話をするな〟が日本国民の中に浸透しつつあるという状況は、極めて深刻だ」と述べている。

実に30歳未満の若者の安倍自公政権支持率は50％近い。若者は非正規社員８００万人、年収平均１８０万円ほど、７割が結婚していない。それにもかかわらず安倍自公政権を支持する異常さだ。西日本豪雨災害以降、読売、共同通信などの世論調査では不支持率が高くなっているが、「支持」率は40％台を維持するという、信じられない現象が起きている。

◎あの巨大バイオ企業『モンサント社』が320億円の賠償金支払いを命じられた！

早い話、国民は真実を何も知らなくなっている現状が浮き彫りになったわけだ。まさしく、平和呆け、無気力状態。これでは日本の未来がまったく不安だ。

それもこれもマスコミがジャーナリズム精神を捨て、政権と大企業と癒着し、真実を報道しないことが大きな原因だ。

何より、あなたの健康が蝕まれ、確実にガン死する法令が制定されてしまっているのだ。

したがって、悪法は廃止しなくてはならない。国民運動でそれは可能だ。諦めてしまい、行動を起こさないのでは、何も生まれない。

世界は今、革命前夜なのをご存じだろうか。旧勢力のディープステートが駆逐、瓦解され、世界平和が目前なのだ。それを裏付けるのが、**今年8月、米国カリフォルニ**

ア州で画期的な判決が下されたのだ。

それは、悪性リンパ腫と診断された末期がん患者が、前述した巨大バイオ化学企業「モンサント」を相手取り、〝がんになったのは学校校庭整備の仕事で使用した同社の除草剤のせいだ〟と訴えたのだ。

この裁判で、陪審が原告の主張が全面的に認められ、約320億円もの賠償金の支払いを命じたのだ。これは画期的な大事件と言える。

この判決文は、これまでの裁判とは真逆で、過去、モンサントは農家を訴え、検察側を操り、農家に膨大な賠償金を請求。これを支払えない農家の土地を奪取し、遺伝子組み換え作物、またはF1種の世界寡占を進めてきたのだ。

この判例で、全米で奇形となったり、病死した親族から同様な訴訟が起き、モンサントはこうした訴訟で、倒産することが予想されているのだ。

◎日本だけがオカシイ！　旧勢力に埋没されたままだ！

ところが、日本だけがオカシイ。旧勢力の謀略の中に埋没したままなのだ。

今からでも遅くはない。本書を良く読まれ、現状を理解、認識することが大切だ。そして、ここで述べた食養生、およびライフスタイルを実践し、遺伝子組み換え作物と放射線被曝の脅威から逃れないと取り返しがつかない事態に陥ってしまう。**今後、突然死と白血病、糖尿病、骨密度低下症などの増加が濃厚だ。すでにチェルノブイリで経験済みなのだ。**〝臭いものには蓋〟では、根本解決にならない。

一刻も早く、情報を精査され、皆様のご理解、お力を得、緊急事態を乗り切るほかに手立てはない。

多くの方々の研究や情報を引用させて戴いた。とくにこれまでの寡頭勢力《かとうせいりょく》、または世界を牛耳るディープステートの謀略をことごとく暴き、全世界に真相を告げるビデオニュース『アルシオン・プレヤデス』の情報と画像も多用させて戴いた。

ここに感謝を申し上げます。

ありがとうございました。

２０１８年８月吉日

《参考文献》

『悪魔の新・農薬「ネオニコチノイド」』（船瀬俊介／三五館）
『ガン治療に夜明けを告げる』（上部一馬／花伝社）
『難病を癒すミネラル療法』（上部一馬／中央アート出版社）
『がん死ゼロの革命』（上部一馬／ヒカルランド）
『驚異の神谷《スーパー微生物》農法』（上部一馬／ヒカルランド）
『「モンスター食品」が世界を食いつくす』（船瀬俊介／イースト・プレス）
『離間工作の罠』（池田整治／ビジネス社）
『加温生活』（伊藤要子／マガジンハウス）
『やっぱり、やっぱりガンは治る』（安保徹・上部一馬他／コスモ21）
『温熱・多角的免疫強化療法』（吉水信裕／中央アート出版社）
『薬に頼らず病気に克つ最強の食事術』（高浜はま子／コスモ21）
『ファスティング&デトックス+温熱・免疫強化療法』（吉水信就／健康情報新聞）
ビデオニュース『アルシオン・プレヤデス』
船瀬図書館ブログ『上部一馬コラム1から21』
WEBマガジン『IN YOU／世界で一番遺伝子組み換え食品を食べているのは日本人！市場に

出回る危険な遺伝子組み換え作物の実態』
にほんブログ村『大惨事以上の福島原発』
週プレＮＥＷＳ『フクイチ周辺だけ発生する〝怪しい霧〟に〝異様な日焼け〟が警告するものとは』
厚労省『グリホサートの残留基準値を大幅緩和を告知』
My News Japan『豚にコンビニ弁当与え奇形・死産続出　「具体名公表するとパニックになる」』
blog.livedoor.jp『福島第一原発事故…真実は』
Q The Plan To Save The World

取材協力

ガーデンクリニック中町（www.kenkobatake.com）
㈱ＪＥＳ（www.j-smc.co.jp）

日本は農薬・放射能汚染で自滅する!?

2018年12月21日　第1刷発行
2019年4月25日　第2刷発行

著　者――――上部一馬

発行人――――山崎　優

発行所――――コスモ21
〒171-0021　東京都豊島区西池袋2-39-6-8F
☎03(3988)3911
FAX03(3988)7062
URL http://www.cos21.com/

印刷・製本――中央精版印刷株式会社

定価はカバーに表示してあります。

ISBN978-4-87795-373-7 C0030